MONOGRAPHIE

DES

HÉMORRHOÏDES

PARIS. — TYPOGRAPHIE MORRIS ET COMP.
Rue Amelot, 64.

MONOGRAPHIE

DES

HÉMORRHOÏDES

OU

Traité pratique de ces Maladies

PAR LE

DOCTEUR ANDRÉ LEBEL

Bachelier ès Lettres, Bachelier ès Sciences,
Docteur en Médecine de la Faculté de Paris, Pharmacien de première classe
de la même Faculté,
Ex-Médecin sanitaire commissionné par Son Excellence le Ministre
de l'Agriculture et du Commerce,
Et attaché aux Stations du Levant et de l'Afrique,
Membre de la Société Impériale Zoologique d'Acclimatation,
Membre de l'Académie nationale des Sciences, Arts et Manufactures, etc.

12me ÉDITION

PRIX : 4 FRANCS

PARIS

CHEZ COCCOZ, LIBRAIRE-ÉDITEUR

Rue de l'École-de-Médecine, 30 et 32

ET CHEZ L'AUTEUR, 14, RUE DE L'ÉCHIQUIER

1864

PRÉFACE

—

Raro beneficium et flebile quidem beneficium
sunt hemorrhoides.

TISSOT, *Epist. ad Zimm.*, obs. 11, f° 8.

Principiis obsta.

HIPPOCRATE, *Aphor.*

Connues dès l'antiquité, les hémorrhoïdes ont
toujours été la maladie la plus répandue. Dans ces
dernières années, en France, d'après les relevés
statistiques, cette affection est devenue si commune
que ceux qui en sont exempts forment aujourd'hui
l'exception. Eh bien, qui le croirait? malgré l'ancienneté de cette maladie, malgré son développement considérable, malgré les accidents, les désordres hémorrhoïdaux que les médecins et chirurgiens
de toutes époques ont été appelés à constater, à soulager lorsqu'il en était temps encore, il n'est pas
une maladie dont l'histoire médicale soit si peu
avancée.

Lorsqu'il existe dans les bibliothèques publiques, et même dans celles particulières, une quantité prodigieuse de manuscrits, de mémoires, d'in-folios, sur une seule des mille misères qui affligent notre pauvre humanité, à peine rencontre-t-on, çà et là, quelques volumes, quelques fragments ou thèses sur les hémorrhoïdes. Parmi les anciens, le père de la médecine, Hippocrate est encore, celui qui a le plus longuement et savamment disserté sur cette maladie. Il avait surtout appliqué le mot hémorrhoïdes aux écoulements de sang fournis par les veines de la région anale, mais aucun des auteurs qui l'ont suivi jusqu'à Galien n'a adopté l'interprétation lumineuse d'Hippocrate. Aristote, Celse, Aétius; Paul d'Égine en parlent bien, mais en termes si confus, avec des définitions si baroques lorsqu'ils entreprennent de décrire les hémorrhoïdes de la bouche, de la vessie, de l'utérus, que l'on explique parfaitement les ténèbres de plus en plus épaisses sur cette matière jusqu'à ce que le génie de Galien vienne y projeter quelques lumières. S'il nous était permis de nous plaindre du mutisme de nos pères, quels reproches ne serions-nous pas en droit d'adresser à la médecine moderne? Nos devanciers, privés de nos méthodes exactes, de nos connaissances si multipliées, de nos moyens d'investigation si simples et si justes, néanmoins, qui nous mettent, pour ainsi dire, le mal sous les yeux et sous la main, faisaient une médecine toute de tact, d'observation, de flair médical, j'oserai dire à cette époque de l'*ars longa*, dans toute la force de l'expression. La médecine, observant et tâtonnant toujours, produisait peu ; l'anatomie pathologique n'avait pas encore allumé son flambeau. Eh! l'eût-elle pu lorsqu'elle était traitée en *criminelle* de par l'Inquisition et le Parlement? Enfin, l'imprimerie, cette aïeule de la liberté, qui des savants de l'univers ne fit plus qu'une vaste communion, n'était pas encore née. Mais, pour nous qui voyons le mal directement au lieu de le voir à distance et par induction, pour nous que l'anatomie pathologique a initiés aux mystères du mal, de la mort je pourrais dire, avons-nous produit beaucoup plus? Non! Il est si agréable de ne rien faire, d'accepter, de digérer tranquillement ce que l'erreur ou le préjugé nous offrent tout fait! Nous sommes persuadé que ce silence de nos jours, à l'endroit de l'affection hémorrhoïdale, tient à ce préjugé aussi vieux, aussi enraciné que la maladie elle-même, *qu'il est toujours dangereux de toucher aux hémorrhoïdes*. On dirait que l'on a eu peur d'écrire sur ce sujet, d'y toucher seulement du bout de la plume. Était-il nécessaire de s'occuper d'une maladie que le monde en général et beaucoup de médecins en particulier regardent encore comme un bien, une chance heureuse, à ce point que ceux qui en sont indemnes seraient en droit de réclamer? Demandez plutôt aux pauvres malades cloués sur leur lit, à ceux surtout auxquels il n'est permis ni de s'asseoir, ni de marcher, ni de se coucher, s'ils ne sont pas disposés, je ne dirai pas à partager, mais à vous léguer leur bonheur au complet. De la pauvreté des investigations, des recherches, de la pauvreté des documents de l'histoire des hémorrhoïdes, est née l'ignorance avec son cortége de doutes et de ténèbres. Les opinions les plus diverses, les plus erronées, les plus contradictoires, se sont manifestées, non-seulement sur l'étiologie (les causes) des hémorrhoïdes, mais encore sur le traitement de l'affection hémorrhoïdale. Cette maladie, le plus souvent bénigne à son début, qu'il serait si facile de guérir, est surtout exaspérée par des méthodes empiriques et barbares : les uns les coupent, les tenaillent; d'autres les irritent en les frottant jusqu'au sang à l'aide de brosses dures, de pinceaux. Heureux les malades qui peuvent échapper à ceux qui brûlent partout et toujours. Enfin, le

plus grand nombre se hasarde timidement à appliquer sur la région anale, qu'il y ait ou qu'il n'y ait
pas de tumeurs, de tubercules, une foule d'on-
guents divins, d'emplâtres, plus ou moins poly-
pharmaques.

Tout le monde, en général, s'attache aux phénomènes extérieurs, à l'effet, sans se préoccuper des
causes en quoi que ce soit.

Est-ce ainsi que l'on procède dans les sciences?
Ne cherche-t-on pas, au contraire, par inductions,
par déductions logiques, à élucider, à rendre l'effet
palpable, intelligible, par la connaissance des
causes?

Pour nous, empruntant aux anciens chirurgiens,
empruntant aux maîtres actuels de la science les
idées diverses, les opinions émises sur la cause
probable des hémorrhoïdes, nous appuyant sur les
faits anatomiques, nous avons surtout cherché à
combattre, à détruire cette cause (*sublata causa tol-
litur effectus*).

Considérant à juste titre, ainsi qu'il nous sera
facile de l'établir, la maladie hémorrhoïdale au début, comme des varices des veines du rectum, nous
avons dirigé nos recherches de ce côté; nous nous
sommes surtout appliqué à modifier la constitution,

la prédisposition souvent héréditaire des personnes atteintes d'hémorrhoïdes, et cela à l'aide de soins hygiéniques, prophylactiques.

Associant dans de justes proportions des plantes qui jouissaient d'une grande réputation dans l'antiquité, mais à peu près abandonnées aujourd'hui (peut-être par la seule cause de cette antiquité); combinant, étudiant, par suite d'expériences sages et multipliées, les *tencrium-scordium, chamœdrys, chamœpitys* et l'*achillea millefolium*, nous avons pu réussir à calmer, à arrêter infailliblement, dans l'espace de deux à trois jours à peu près, les douleurs ou les hémorrhagies les plus considérables. Nous avons pu réussir à guérir radicalement, dans l'espace de quelques semaines, *une maladie qu'on ne pouvait, que l'on ne devait même pas essayer de guérir.* Nous n'avons pas eu la prétention (l'eussions-nous pu !) de faire un traité *ex professo* sur les hémorrhoïdes; nous nous sommes surtout attaché à combattre, à détruire le préjugé du danger de la suppression des hémorrhoïdes.

Nous voulons garantir d'innombrables malades d'accidents dans l'avenir, en suivant, au début de la maladie, une médication facile, préventive. La médecine préventive, que je considère si importante dans l'affection hémorrhoïdale, pourrait être mise en avant dans les trois quarts des maladies qui viennent s'abattre sur notre pauvre humanité. Si le médecin, le médecin des villes (je ne parle pas du modeste praticien des campagnes, dont l'existence a beaucoup de ressemblance avec celle de nos cochers de fiacre, prix de la course à part), si le médecin des grands centres, au lieu de cultiver *le far niente* avec tant d'amour, mettait à contribution telle riche bibliothèque sa voisine, fouillant, inventoriant les trésors de nos belles écoles, frappant du pied la poussière qui ternit ces brillants, il en ferait jaillir de nombreuses étincelles, il y trouverait d'excellents préceptes, de sages observations, de bonnes vieilles formules de nos pères à l'aide desquelles il pourrait aller au-devant des maladies que l'on ne reconnaît, auxquelles on n'applique quelques palliatifs impuissants que quand il n'est plus temps. Nous ne nous en attendons pas moins à voir cette innocente monographie bien diversement appréciée, bien éreintée. (La critique est si facile à qui juge *du coin du feu* pour ne pas se donner la peine de contrôler !)

Pour quelques-uns, les indulgents, nous serons simplement téméraire, audacieux ; pour le plus grand nombre, nous serons impie, sacrilége, d'avoir osé pénétrer jusque dans le Saint des saints. Pour nous, nous avons confiance dans notre œuvre, nous croyons fermement rendre service à tous.

DÉFINITION DES HÉMORRHOIDES

Qu'entend-on par hémorrhoïdes?

Le médecin qui aurait été peu à même d'observer les affections hémorrhoïdales, et qui voudrait se former une opinion en consultant les auteurs anciens et même les modernes, serait fort en peine de répondre à cette question.

En effet, dans la science médicale comme dans toutes les sciences quelles qu'elles puissent être, il est souvent assez difficile d'assigner une valeur exacte à certains mots.

Le mot hémorrhoïde, dès la plus haute antiquité et même de nos jours encore, a été employé comme synonyme d'hémorrhagie. Du vague des mots $\alpha\iota\mu\alpha$, sang, et $\rho\varepsilon\omega$, je coule, a dû sourdre une synonymie de noms de maladies les plus opposées par leur nature, leur siége, leur cause et leurs effets.

Hippocrate, il est vrai, désignait sous ce nom les écoulements de sang par les veines anales ; mais, dans les auteurs qui l'ont suivi jusqu'à Galien, aucun n'a suivi cette manière de voir. Aristote, Aétius, Paul d'Égine ont décrit trente espèces d'hémorrhoïdes de la bouche à l'anu ; voire même Celse, qui dit, en parlant d'hémorrhoïdes : *Idque etiam in ore vulvœ feminarum incidere consuevit* (liv. VI, chap. 18). Galien, le premier, semble avoir pressenti la véritable nature des hémorrhoïdes lorsqu'il fait mention des dilatations variqueuses qui constituent presque toujours le point de départ des tumeurs hémorrhoïdaires. On comprendra facilement que les anciens, peu ou pas anatomistes, n'attachant d'importance qu'à l'effet, aient pu, en raison d'écoulements sanguins ou purulents de l'utérus, se méprendre sur la cause, et comprendre sous le nom d'hémorrhoïdes utérines ce qui était le fait de tumeurs polypeuses ou cancéreuses de l'organe utérin ; mais de nos jours cette confusion n'est plus possible, et l'on est généralement, aujourd'hui, d'accord pour comprendre sous le nom générique d'hémorrhoïdes toute maladie consistant en un flux sanguin fourni par les veines du rectum, s'accompagnant généralement de tubercules ou tumeurs, autour ou en dedans de l'anus. On peut, en effet, observer chez certains malades qu'une hémorrhagie anale , simple, sans apparences de tumeurs ou tubercules ; chez

d'autres malades, au contraire, ces excroissances auront été les premiers symptômes sans hémorrhagies
aucune ; mais ce ne sont là que des exceptions.
Chez les neuf dixièmes des malades, hémorrhagies
et excroissances marchent ordinairement de pair ;
pour MM. *De Laroque* et *Récamier*, le terme hémorrhoïde entraîne toujours avec lui l'idée d'une
hémorrhagie, et conséquemment ne peut être appliqué aux tumeurs en particulier. Ils appellent simplement *hémorrhoïdales* les tumeurs qu'ils regardent
comme dues à la dilatation variqueuse des veines du
rectum et de l'anus. L'expression de flux hémorhoï-
dal ne donne l'idée que d'une partie de la maladie,
puisque ce flux n'existe presque jamais indépendamment des tumeurs qu'on ne peut non plus appeler hémorrhoïdes en particulier sans être en con-
tradiction avec la signification, l'étymologie même
du mot, et cela avec d'autant plus de raison que les
tumeurs hémorrhoïdales ne donnent pas toujours du
sang. Aussi comprendrons-nous toujours sous le nom
d'hémorrhoïdes *toute maladie consistant en un flux
sanguin non traumatique des veines du rectum et
s'accompagnant généralement de tubercules ou tumeurs en dedans ou au pourtour de l'anus.*

DIVISION DES HÉMORRHOIDES

—

Pour procéder avec ordre et être bien compris de nos lecteurs, nous diviserons les hémorrhoïdes, le mal hémorrhoïdal pour mieux dire, 1° en flux ou *écoulements sanguins et purulents* par l'anus ; 2° *en tubercules, tumeurs, excroissances* en dehors ou en dedans de l'anus. Enfin, nous dirons quelques mots des fissures ou rhagades qui viennent compliquer les affections hémorrhoïdaires d'une manière si douloureuse.

Écoulements sanguins.

Lorsque l'hémorrhagie est sur le point d'apparaître, il s'établit dans l'économie un travail inflammatoire, une espèce de molimen bien manifeste. C'est ainsi que les malades éprouvent ordinairement à l'extrémité de l'intestin rectum, au fondement, un sentiment de pesanteur qui se propage parfois de la région sacro-coccygienne au périnée. Au pourtour de l'anus se déclare bientôt un prurit, une démangeaison qui dégénère en douleurs fortes ; le malade est tourmenté par le ténesme, par un faux besoin d'aller auquel il n'obéit que trop tant il endure de coliques, de douleurs lombaires ; fréquemment aussi se manifestent, à cette époque, des frissons, de l'anxiété et des palpitations de cœur. Enfin, le flux sanguin se déclare ; s'il n'est pas considérable au point d'inspirer des craintes, le flux d'un sang rouge soulage ordinairement le malade et cela d'autant mieux que ce dernier, robuste, bien constitué, aurait éprouvé précédemment quelques symptômes sanguins ou névralgiques. Au contraire, si l'hémorrhoïdaire a eu plusieurs hémorrhagies antérieures, ces hémorrhagies l'ayant fortement débilité par l'appauvrissement du sang, il sera facile de remarquer des troubles nerveux, une agitation fébrile auxquels succèdent bientôt l'abattement et la prostration. Les célèbres *Copernic* et *Arius* succombèrent à une hémorrhagie hémorrhoïdale.

Écoulements purulents.

L'inflammation périodique des tumeurs hémorrhoïdales peut, indépendamment du flux sanguin, déterminer bien souvent, et cela surtout chez le vieillard, un flux muqueux de matières blanches et jaunâtres, parfois visqueuses comme du blanc d'œuf. Ces sécrétions, que l'on peut rapporter à l'état inflammatoire des parties, à leur étranglement ou à des fissures, rendent la défécation extrêmement douloureuse ; cela est au point que j'ai vu souvent de pauvres malades ne pas se présenter au cabinet pendant quatre, cinq et six jours, dans l'appréhension du supplice qui les attendait. Ces pertes que l'on a qualifiées d'hémorrhoïdes blanches, de leucorrhées anales, peuvent être si fortes, que le malade soit obligé de se garnir; enfin, sous l'influence d'une irritation permanente, les parois du rectum finissent par s'épaissir, l'extrémité inférieure de l'intestin se rétrécit et devient le siége d'indurations et de tubercules isolés ou affectant la forme annulaire, qui peuvent dégénérer à leur tour en cancers.

Tubercules ou tumeurs

« Ces tumeurs, dit Dupuytren, peuvent exister toute la vie sans occasionner une gêne considérable, mais souvent aussi, elles sont la cause d'accidents graves qui compromettent la vie du malade, et qui se terminent infailliblement par la mort s'ils ne sont pas combattus. »

Les tumeurs hémorrhaïdoles s'établissent souvent d'une manière progressive à la suite de plusieurs congestions; il est assez rare d'en voir se produire brusquement; néanmoins, j'ai été à même d'observer plusieurs cas de tumeurs spontanées à la suite d'efforts violents de défécation pour triompher d'une constipation opiniâtre. Ces tumeurs, de formation récente, spontanée, étaient résistantes, plus ou moins volumineuses, d'une couleur légèrement bleuâtre, offrant quelque crépitation par la pression du doigt, présentant, en un mot tous les caractères du trombus.

Les tumeurs hémorrhoïdales s'offrent sous deux états bien différents, soit dans le moment de leur fluxion, soit dans l'intervalle des fluxions. Nous entrerons dans de plus amples détails sur la nature intime de ces tumeurs, leur mode de formation et leurs phases différentes dans un prochain chapitre.

Si, le plus souvent, les hémorrhoïdes, les tumeurs hémorrhoïdales au début constituent une incommodité, une infirmité plutôt qu'une maladie grave, ne réclamant du médecin que des moyens thérapeutiques, locaux ou généraux, purement palliatifs, il est d'autres cas où l'abandon des hémorrhoïdes aux seules ressources de la nature devient une coupable inaction.

En effet, lorsque les tumeurs hémorrhoïdales sont nombreuses, envahissant à peu près toute la surface de l'anus, lorsqu'elles sont volumineuses, elles diminuent très-peu après chaque fluxion, malgré de fréquentes hémorrhagies. Les bourrelets hémorrhoïdaux, avec leurs complications diverses : hémorrhagie, chute du rectum, écoulement muqueux, étranglement, gangrène et surtout la cachexie, le dépérissement qu'ils entraînent, constituent une affection assez redoutable pour réclamer impérieusement de notre art une méthode curative assurée, reposant sur des bases solides, sur des faits palpables. Il faut agir, agir au plus vite, car le malade ne tarde pas à être plongé dans un état de marasme, de spleen, de dégoût de la vie ; état affreux, qui, sous peine de mort, réclame le secours de la médecine.

ÉTIOLOGIE

Les causes des hémorrhoïdes sont très-nombreuses
et de nature complexe; nous les diviserons en *causes
générales ou prédisposantes*, et en *causes locales ou
directes*.

Des causes générales ou prédisposantes.

A certains âges, certaines maladies sont plus communes, font, pour ainsi dire, élection de domicile
dans telle partie de notre organisme, nettement tranchée. On peut diviser la vie de l'homme en quatre
âges principaux : l'enfance, la jeunesse, l'âge mûr,
l'âge de déclin ou la vieillesse. A chacun de ces âges
correspond un cadre de maladies propres, c'est-à-
dire que l'enfance est caractérisée, pathologiquement,
par une facilité extrême à contracter des congestions

2

et des maladies du côté du cerveau. D'une part, l'intelligence du petit être se développe, l'horizon de ses idées s'agrandit, pour ainsi dire, à chaque heure, sa tête est dans un état d'ébullition continuelle, un travail considérable se fait pour l'évolution, et l'accroissement des dents et des cheveux. Ne nous étonnons pas si l'enfance est assaillie par ces inflamations légères, partielles, des yeux, des oreilles; si des aphthes envahissent la bouche et même le pharynx, si le cuir chevelu se couvre de pustules, d'exanthèmes. Heureux ceux qui peuvent ainsi échapper aux fièvres cérébrales, aux convulsions, au croup.

Le second âge. La jeunesse se présente avec son cortége d'inflammations diverses de poitrine, telles que toux frequentes, douleurs entre les épaules, crachements de sang, fluxion de poitrine, palpitations de cœur, pleurésie et phthisie. N'est-ce pas à cet âge que le cœur, jeune, naïf, vierge, bat sans mesure, bondit à tout ce qui est grand, noble et généreux? n'est-ce pas à cet âge que la poitrine se soulève, ou se serre convulsivenent aux émotions d'ἀφρο-διτη, de liberté; au spectacle de l'amitié trahie, du parjure, de la lâcheté? Lorsque les feux, les orages de la jeunesse sont dissipés, si nous soulevons un peu les cendres de *l'âge mûr,* nous apercevons surtout les lésions des organes abdominaux, se traduisant par des hydropisies, la goutte ou les hémorrhoïdes; en effet, aux illusions de la jeunesse, à l'amour trompé, succèdent la lassitude, le découragement du voyageur abusé par un mirage de vingt années ; alors l'homme s'assied et savoure la triste réalité de la table.

La vieillesse (*ipsa morbus*) arrive bientôt et si vite qu'elle semble le réveil du songe de la vie. À cet âge, les maladies du ventre ne font qu'augmenter : -les cordes, les fibres de notre organisme si longtemps tendues se relâchent ; les dyssenteries, les maladies des voies urinaires sont plus accusées ; puis l'engourdissement, puis la paralysie (cette mort partielle), ne précédant sa sœur que de quelques heures. Triste ! triste ! a dit Ovide avec raison.

Nous avons avancé que les maladies hémorrhoïdaires étaient surtout l'apanage de l'âge mûr ; en effet, cette affection est extrêmement rare dans l'enfance ;. cependant, on en cite plusieurs exemples à cette époque de la vie, et nous avons plusieurs observations d'enfants très-jeunes qui furent atteints d'hémorrhoïdes.

Dans des ouvrages de médecine allemands, on parle d'enfants de six à huit ans affectés de flux hémorrhoïdaux sanguins, qui paraissaient tous les mois à époques fixes. Goetrius cite un jeune garçon qui dès l'âge de six ans fut atteint d'un flux hémorrhoïdal fréquent et abondant, qui presque toujours coïncidait avec des excès de travail intellectuel ou d'exercices gymnastiques. Ces faits, et beaucoup d'autres

que nous pourrions invoquer, prouvent que les hémorrhoïdes peuvent très-bien se développer avant
l'âge de puberté, mais ce ne sont que des exceptions.

Nous pensons même que des médecins, par dis-
traction, ont pris pour des tumeurs hémorrhoïdales,
chez les enfants, un relâchement de l'extrémité rectale, une laxité du sphincter de l'anus. Notre opinion est que les hémorrhoïdes, chez les jeunes enfants, est un fait tout aussi extraordinaire que le
flux menstruel chez la petite fille de quatre à six
ans; c'est, du reste, le sentiment d'Hippocrate, qui
croit que les enfants ne sont pas sujets aux hémorrhoïdes parce qu'il n'y a pas chez eux d'humeurs
mélancoliques qui doivent être rejetées par le flux
hémorrhoïdal (l'émonctoire par excellence des anciens).

Le sexe paraît exercer une influence très-remar-
quable sur l'apparition des hémorrhoïdes ; ainsi, les
auteurs généralement admettent que la femme y est
moins sujette que l'homme, et l'on peut expliquer
d'une manière satisfaisante cette espèce d'immunité
chez la femme : cette dernière, en effet, par goût,
par pudeur et même par éducation, a beaucoup
moins de propension pour la table et les liqueurs
fermentées que l'homme. Si la position presque
constamment assise de la femme tend à congestion-
ner le bassin, à faire naître la constipation, d'un
autre côté l'écoulement périodique des règles tend

à rétablir l'équilibre; et cela est si vrai que l'on a remarqué assez souvent l'apparition d'hémorrhoïdes, presque toujours hémorrhagiques, avec un trouble ou la disparition des menstrues. Ce n'est, en effet, qu'après la disparition des règles que les hémorrhoïdes deviennent assez fréquentes chez les femmes; il existe surtout une exception à cette règle générale pour le temps de la grossesse, pendant lequel rien n'est plus commun que le développement des hémorrhoïdes.

Mais il n'est pas permis, dans ce cas, de voir dans l'invasion des hémorrhoïdes un simple effet de la cessation des règles, plusieurs causes très-puissantes agissent dans cette circonstance.

Nous traiterons plus longuement la question des hémorrhoïdes chez la femme enceinte aux chapitres *Traitement* et *Hygiène*, relativement à la médication et aux soins hygiéniques spéciaux applicables à la grossesse.

Enfin, nous avons pu constater, chez quelques malades parfaitement réglées, des tumeurs hémorrhoïdales très-développées, mais peu ou pas d'hémorrhagies anales, et nous croyons que c'est là ce qui se présente le plus souvent.

L'hérédité nous a toujours semblé jouer un rôle important dans la production des hémorrhoïdes; il est facile de s'en convaincre, non-seulement en interrogeant plusieurs hémorrhoïdaires, mais encore en parcourant les quelques rares auteurs qui ont écrit sur ce sujet. Tranka fait mention, entre autres cas ayant trait à l'hérédité, de celui d'un enfant de huit ans qui, chaque année, au printemps et à l'automne, était atteint d'un flux hémorrhoïdal considérable. Ses parents étaient sujets à la même affection. J'ai connu déjà huit ou dix familles, composées de six, huit, dix membres, atteints d'hémorrhoïdes. Cela n'a rien qui doive surprendre quand on réfléchit que les enfants peuvent offrir les mêmes dispositions anatomiques originaires des parents ; quand on les voit offrant les mêmes physionomies, les mêmes goûts, des caractères et des passions semblables.

Ne voit-on pas cela tous les jours pour d'autres maladies, pour la goutte et la phthisie ?

Une cause prédisposante très-forte a été admise dans le tempérament et certains états habituels de la santé. C'est ainsi que des auteurs veulent que les hémorrhoïdes se développent surtout chez les individus d'un tempéramment bilieux, chez l'hypocondriaque, chez le sujet pléthorique, sanguin. Ces assertions ne reposent pas sur des faits tellement palpables que l'on doive les admettre rigoureusement, et il nous a été donné plusieurs fois d'observer des sujets pâles, lymphatiques, pris d'hémorrhoïdes d'emblée.

Nous adopterons encore moins la manière de voir de quelques anciens médecins, de Galien, entre autres, qui cherchait à établir que les hémorrhoïdes tenaient à une espèce de *matière mélancolique* que la nature, dans sa sollicitude maternelle, chassait de notre corps à l'aide du flux hémorrhoïdal.

Les causes les plus puissantes de production des hémorrhoïdes sont, pour nous, *les travaux de cabinet sédentaires et intellectuels* (combien voyons-nous, en effet, d'ecclésiastiques et de magistrats en être atteints!) *l'équitation*, la *position assise*, la *constipation habituelle*. On comprendra bien qu'une alimentation trop abondante, trop riche, trop réparatrice, que l'usage de viandes noires, d'aliments stimulants, d'assaisonnements de haut goût, de boissons fermentées d'une part, et de l'autre *le défaut d'exercice* puissent déterminer souvent des hémorrhoïdes chez les gens riches. Un semblable résultat n'a rien qui doive étonner quand on voit l'intempérance favoriser chez le même sujet des hémorrhoïdes en même temps que des varices aux membres inférieurs. Une vie inactive, sédentaire, sybaritique, produira les mêmes effets.

La *constipation habituelle*, que nous indiquons comme une des causes fréquentes de l'affection hémorrhoïdale, agit par un effet mécanique ; la compression prolongée des veines de l'intestin, en déterminant la turgescence de ces vaisseaux, en s'opposant au retour du sang, fait naître les dilatations des veines, les hémorrhoïdes, en un mot. On sait, en effet, qu'il n'est pas besoin d'une force bien considérable pour arrêter la circulation dans les veines, en général; témoin la compression facile des veines du bras. Le plus léger obstacle mécanique, à plus forte raison, déterminera-t-il la stase du sang dans les veines du rectum, dépourvues de valvules; enfin, la circulation abdominale est beaucoup plus lente que celle des autres régions du corps.

La grande sensibilité des intestins, soit qu'elle dépende de la constitution intime du sujet, soit qu'elle résulte de quelque cause accidentelle, doit être encore regardée comme une prédisposition aux hémorrhoïdes. Combien voit-on d'individus qui ne peuvent éprouver le moindre froid à la peau, se mouiller les pieds sans être pris d'un dévoiement abondant? Ne sommes-nous pas témoins tous les jours de purgations extraordinaires, de selles sanguinolentes avec coliques vives, et parfois de syncopes, à la suite d'une ingestion d'un purgatif léger, trente grammes de sel de sedlitz ou d'huile de ricin? Que sera-ce donc si l'on abuse, comme cela a lieu aujourd'hui, de purgatifs drastiques, préparations d'*aloès*, pilules merveilleuses qui, toutes, contiennent de l'*aloès*? En effet, ce dernier médicament, grâce à un nom fameux, a pris dans ces dernières années une importance considérable; aussi, depuis dix ans, le nombre des personnes atteintes d'hémorrhoïdes est-il plus que décuplé. Cette manière de voir, que nous adoptons complétement, est celle des maîtres de la science.

Voilà en quels termes M. le professeur Trousseau, thérapeutiste et praticien des plus éminents, dont la science est à la hauteur de la renommée, formule sa pensée à l'endroit des propriétés purgatives de l'aloès et des pilules purgatives, quelles qu'elles soient, qui, presque toujours, contiennent de l'aloès : « Si l'usage de l'aloès est longtemps continué, on ne tarde pas à voir survenir des symptômes de fluxion sanguine vers les organes situés dans le bassin ; il y a chaleur, cuisson, sentiment de pesanteur à l'extrémité de l'intestin, à l'anus, excitation des organes génitaux et augmentation des appétits vénériens, besoin plus fréquent d'uriner ; chez les femmes, douleurs et pesanteurs dans la matrice, dans les aines, dans les reins, augmentation du fluide leucorrhéique, coliques internes, plus douloureuses au moment des règles, augmentation du flux menstruel. »

Nous avons pu, depuis bientôt dix ans que nous nous occupons de la pathologie spéciale des hémorrhoïdes, constater presque chaque jour l'effet pernicieux de l'aloès, non-seulement chez l'hémorrhoïdaire, mais encore sur tel sujet offrant la plus légère prédisposition aux hémorrhoïdes. Il est peu de malades qui n'aient pris de l'aloès ou des pilules aloétiques quelconques, Morisson, écossaises, grains de santé, pour combattre la constipation, jetant ainsi, si nous pouvons nous servir du dicton populaire, de *l'huile sur le feu.*

Parmi les causes générales ou prédisposantes, les *passions de l'âme* jouent un grand rôle ; non-seulement elles font apparaître des hémorrhoïdes, mais encore elles peuvent rappeler l'hémorrhagie anale, lui donner une intensité telle que la mort peut en être le résultat. Une colère vive, concentrée, qui éclate avec explosion, la terreur ou une tristesse profonde exercent une influence des plus pernicieuses sur l'affection hémorrhoïdale.

Tranka rapporte le fait suivant : « Un homme de quarante ans, s'étant mis dans une violente colère, éprouva le lendemain des douleurs gravatives dans l'hypocondre gauche, avec des borborygmes autour du nombril. Dans la nuit, déjections fréquentes. Le troisième jour, flux hémorrhoïdal intense, qui continue jusqu'au huitième, joint à une légère diarrhée et à un prolapsus de l'intestin rectum. A cette époque, les symptômes se calmèrent. Le malade disait, en outre, que le flux hémorrhoïdal reparaissait toutes les fois qu'il était en colère. »

Hoffmann fait mention d'une demoiselle de dix-neuf ans, chez laquelle se déclara une hémorrhagie anale excessivement grave après un accès de colère.

Ferdinand rapporte l'histoire d'une fille de vingt ans, livrée à une vie sédentaire, chez laquelle survint, après une tristesse qui dura six mois, un flux hémorrhoïdal grave accompagné de quatre tumeurs autour de l'anus.

Les *climats* ne laissent pas non plus que d'être des causes remarquables de prédisposition aux hémorrhoïdes. Ces affections, déjà très-répandues dans les zones tempérées, sont tellement communes dans les pays chauds et froids, qu'il serait facile de compter les hommes qui sont exempts de tous symptômes hémorrhoïdaux. Dans les pays chauds, les épices, les condiments qui sont parfois nécessaires pour réveiller les fonctions digestives, deviennent une habitude, un besoin auxquels on se laisse aller très-volontiers sans se préoccuper de la congestion, de l'irritation intestinale qui en seront les suites, la cause d'hémorrhoïdes. Dans le Nord, en Suède, en Russie, en Pologne, l'ingestion de liqueurs alcooliques en quantité, l'usage des salaisons, du caviar pour exciter l'engourdissement de l'estomac et des intestins d'une part, le peu d'abondance de la transpiration cutanée et de la perspiration pulmonaire de l'autre, prédisposeront encore puissamment aux hémorrhoïdes. Enfin, indépendamment des causes générales que nous venons d'énumérer, il existe encore une cause générale non moins évidente qu'inexplicable pour nous : nous voulons parler de ces prédispositions individuelles qui font qu'un système organique semble être plus apte qu'un autre à être influencé par des maladies.

Ainsi, en dehors de toute épidémie, de toute constitution médicale, nous voyons les mêmes circonstances extérieures produire, selon les sujets, des effets très-différents. Sur cent médecins appelés à donner leurs soins dans des salles de cholériques, de typhiques, tous, soldats intrépides, affronteront la mort, mort d'autant plus glorieuse qu'elle est obscure, mais quatre-vingts seulement soutiendront bravement la campagne sans trêve ni relâche tout le temps que durera l'épidémie; vingt autres, au contraire, avec les plus belles apparences de santé, de force, de jeunesse, tomberont sur le seuil de l'hôpital. Que plusieurs personnes couvertes de sueur s'exposent au froid, nous verrons que l'une contractera une pneumonie, l'autre une pleurésie; celle-ci sera affectée d'une diarrhée, celle-là d'une névralgie; l'une en sera quitte pour un léger mal de tête; chez un autre, nous verrons un rhumatisme articulaire; chez cet autre, une péricardite. Il y a plus, c'est que les mêmes circonstances se reproduisant, le même sujet éprouvera presque toujours les mêmes accidents.

La cause de cette prédisposition nous est inconnue, mais elle n'en est pas moins réelle, et chaque jour le médecin est témoin de ces manifestations.

Des Causes locales ou directes.

Les causes locales ou directes peuvent agir de
deux manières, soit que leur influence s'exerce *in-
directement*, par sympathie, par continuité ou con-
tiguïté du tissu, soit *directement* sur la région anale
elle-même, sans aucun intermédiaire.

Parmi *les causes locales indirectes* qui peuvent favoriser surtout l'apparition des hémorrhoïdes, la *position assise* est la première. La position assise, longtemps continuée, agit en produisant une excitation et une congestion de la région
anale. Cette cause, très-efficace par elle-même,
a des résultats d'autant plus fâcheux, d'autant
plus prompts, que la région de l'anus sera moins
soutenue dans cette position, sera moins portée
sur un corps dur résistant, tel qu'un siége
canné ou en crin, que le plus simple raisonnement
devrait nous faire substituer à ces coussins de caoutchouc percés dont l'usage est si répandu, et qui, con-
trairement au but que l'on se propose, ne soutiennent pas le rectum et favorisent l'accumulation du
sang dans les veines hémorrhoïdales. Le repos trop
prolongé, l'usage de siéges trop moelleux, tout ce qui
peut, en un mot, déterminer l'engorgement, la congestion active ou passive de la région anale, des organes de la génération, tiennent le premier rang.

On a remarqué également que l'*engorgement, l'induration du foie,* en opposant un obstacle mécanique au cours du sang, déterminaient la stase du sang veineux dans les viscères abdominaux en général, et particulièrement dans la partie inférieure du rectum et dans la région anale ; enfin, tout ce qui appelle un afflux considérable de sang vers les organes du ventre est regardé comme pouvant aussi produire une congestion sanguine du rectum. La *constipation* habituelle a été toujours citée, à juste titre, comme une des causes les plus ordinaires des hémorrhoïdes ; mais, pour nous cet état pourrait bien aussi souvent être l'effet que la cause des hémorrhoïdes.

La congestion hémorrhoïdaire, aussi bien que la constipation, peuvent avoir pour cause un état particulier du cerveau ; personne n'ignore, en un mot, quelle influence les passions tristes, une préoccupation intellectuelle soutenue exercent sur les fonctions du rectum. Les marches prolongées et excessives peuvent donner lieu aux hémorrhoïdes. Nous avons été souvent appelé à donner nos soins à des officiers d'infanterie, non-seulement après les étapes aussi glorieuses que pénibles de nos dernières campagnes de Crimée et d'Italie, mais encore après quelques grandes manœuvres du camp de Châlons. Il est facile de comprendre, en effet, qu'après avoir couru avec beaucoup de vitesse, ou marché pendant longtemps avec précipitation, la circulation générale devienne très-active, et que le sang se porte immodérément vers les parties déclives de notre corps, surtout vers l'anus, irrité constamment par le frottement vif et continuel des fesses l'une contre l'autre.

Les hémorrhoïdes se déclarent encore souvent et sont toujours exaspérées par un coït fréquent ou exécuté avec trop d'ardeur. Les organes de la génération sont irrités et dans un état presque continuel de turgescence; le sang y afflue avec force, les parties voisines en reçoivent davantage. Avec la sensibilité surexcitée du rectum, de la vessie, de l'utérus se déclarent aussi des hémorrhoïdes. Nous avons été quelquefois à même de contaster chez des malades des deux sexes en cours d'un traitement, produisant les plus heureux effets, des retours d'hémorrhagies graves à la suite de coïts intempestifs réitérés.

L'application trop forte, trop prolongée, des facultés intellectuelles, surtout dans la position assise, contribue singulièrement à développer des hémorrhoïdes. Combien voit-on de magistrats, d'ecclésiastiques, d'hommes de lettres, atteints d'hémorrhoïdes!

Les Causes locales directes.

Les causes locales directes sont d'abord *la con-*

stipation, qui joue le rôle principal, puis les irritants de la région anale, soit *l'équitation*, soit *les corps étrangers*, qui séjournent plus ou moins de temps dans le rectum, soit enfin *les derniers temps de la grossesse, les purgatifs réitérés*, etc.

La constipation, dit Petit, est cause principale des hémorrhoïdes, non-seulement parce que les matières fécales, retenues dans le rectum, au-dessus du sphincter pèsent sur les veines hémorrhoïdales, et s'opposent à l'ascension du sang, mais encore parce que les efforts violents que font les malades pour aller à la selle, et pousser au dehors des matières si dures, augmentent cette compression, au point que le sang, pressé et emprisonné, pour ainsi dire, dans les veines, les dilate excessivement, et les rompt quelquefois. La constipation est presque toujours une suite obligée de l'embarras du foie. On sait que, pour aller librement à la selle, deux choses sont absolument nécessaires : l'une que les excréments ne soient pas trop épais, trop durs, l'autre qu'ils soient capables d'agacer les intestins; c'est cette sensation qui annonce le besoin que l'on a d'aller à la garde-robe; or, si le foie est obstrué de manière que la bile ne filtre point, qu'elle ne puisse passer à travers des tuyaux qui la conduisent jusque dans l'estomac et les intestins, elle ne se mêlera pas avec les aliments digérés, ces aliments ne seront pas liquéfiés, les excréments seront durs, et, les intestins n'étant pas agacés par la bile, le ventre sera paresseux. De là la constipation, de là les hémorrhoïdes.

L'équitation peut devenir une cause locale directe d'hémorrhoïdes, surtout lorsqu'elle est trop fréquente ou trop prolongée; lorsque le trot du cheval est dur, il peut devenir la cause d'hémorrhoïdes: cet exercice, pendant plusieurs heures consécutives, comprime, irrite, froisse tellement les fesses, le pourtour de l'anus, qu'il en résulte parfois des plaies: le grand trot à l'anglaise, dans cette circonstance, devra être substitué à la méthode française, qui secoue beaucoup trop. Les voitures mal suspendues, où le cahotement est considérable, la banquette trop moelleuse d'une première de chemin de fer offriront les mêmes inconvénients.

Les corps étrangers, indigestes, qui par leur nature ligneuse et cornée offrent beaucoup de résistance à l'action stomacale du suc gastrique (*ce grand dissolvant cependant*), tels que noyaux de cerise, de prunes, d'abricots, de dattes, ou pepins, hâtent souvent l'apparition des hémorrhoïdes. Que ces corps durs aient été avalés par inadvertance ou par goût (car enfin tous les goûts sont dans la nature), ils n'en parcourent pas moins tous les méandres intestinaux sans avoir subi la plus petite modification ou altération; ils finissent par s'amasser dans le rectum, qu'ils irritent au dernier degré, tant par leur poids que par leur dureté anguleuse, pour franchir le sphincter anal, non sans l'entamer un peu.

Les derniers temps de *la grossesse* produisent communément les mêmes effets. A cette époque, l'utérus, largement distendu par le fœtus et ses annexes, exerce une pression mécanique considérable, et s'assied, pour ainsi dire, sur l'intestin rectum et la vessie. Lorsque l'heure de l'accouchement est arrivée, s'il est par trop laborieux, s'il est nécessaire de pratiquer des manœuvres obstétricales, le fœtus, ne franchissant que lentement sa route pelvienne, froisse tous les organes qu'il rencontre, et surtout le tube rectal, pour peu que ce dernier, paresseux et indolent, soit distendu et tiraillé par des matières dures, quasi calcinées. Nous recommandons aux jeunes femmes qui pourraient craindre des hémorrhoïdes de lire avec soin les quelques conseils spéciaux que nous leur donnons au chapitre *Traitement, Hygiène*. Bien que ces conseils s'adressent surtout aux femmes enceintes, nous les croyons applicables au sexe en général.

Enfin tous les irritants de la région anale, tels que purgatifs salins réitérés, drastiques, lavements de rhubarbe et séné, suppositoires, dont quelques personnes font un malheureux usage hebdomadaire, peuvent provoquer les hémorrhoïdes et leur donner naissance.

Nous ne terminerons pas cette assez longue his-

toire des causes des hémorrhoïdes sans dire un mot de
l'action des gaz méphitiques ammoniacaux sulfhy-
driques des lieux d'aisances sur la muqueuse rectale,
sur le développement des hémorrhoïdes. Plusieurs
auteurs ayant remarqué que certains gaz s'échappant
en quantité des fosses d'aisances publiques ou mal
fermées pouvaient déterminer des picotements de
nez, du larmoiement et même des ophthalmies, ont
conclu par analogie à une action indentique de ces
gaz sur l'extrémité du rectum, sur la muqueuse.
Cette théorie, sans être *belle*, peut être vraie, mais
elle ne serait pour nous que de bien peu d'importance, eu égard aux causes nombreuses et bien
tranchées que nous avons successivement énumérées. Si nous nous sommes longuement étendu (un
peu trop peut-être pour notre lecteur, dont nous
réclamons ici la bienveillance) sur l'étiologie des
hémorrhoïdes, c'est que pour nous l'étude approfon-
die, la connaissance des causes sont la moitié de la
question. Quand la cause d'un mal est palpable pour
ainsi dire, on peut y porter le remède d'une main
sûre, on peut, par une hygiène convenable, appro-
priée, empêcher le développement de ce mal, le prévenir. *Principiis obsta*, disait avec raison le divin
Hippocrate.

DES SYMPTOMES DES HÉMORRHOIDES

Du molimen, congestion hémorrhoïdale. — Les hémorrhoïdes debutent habituellement par des symptômes constants. Les humeurs, les hémorrhagies hémorrhoïdales arrivent rarement d'emblée, il s'établit une espèce de molimen hémorrhoïdal caractérisé par un malaise général, des lassitudes spontanées, une susceptibilité morale toute particulière, de la mauvaise humeur, de la tristesse, de la pesanteur de tête, des vertiges, la pâleur de la face, les yeux cernés, des douleurs dans les jambes, des pulsations et des mouvements spasmodiques dans le ventre. Les malades éprouvent ensuite une gêne très-grande vers l'anus, un sentiment de pesanteur, de corps étranger ; les douleurs vont en s'irradiant vers les parties voisines ; les envies d'aller à la selle, continuelles et sans résultat, donnent naissance à des efforts bien propres à augmenter encore l'afflux sanguin. Ce sont des épreintes continuelles, si douloureuses, si lancinantes, que le pauvre patient ne peut se tenir debout, s'asseoir ou se coucher. Si, après s'être présenté quinze fois et plus au cabinet, il satisfait son envie, la défécation a lieu au prix de souffrances inouïes ; les matières, en passant minces, aplaties comme des rubans, *vermicellées* si je puis dire, produisent la sensation d'un fer rouge qui labourerait l'extrémité inférieure de l'intestin. Ce qui ajoute encore à ces douleurs déchirantes dans toute l'acception du mot, c'est que presque toujours ces symptômes sont précédés d'une constipation opiniâtre de plusieurs jours. Les matières sèches et endurcies, comme calcinées, ne peuvent plus être poussées hors de l'intestin qu'en le dilatant d'une manière violente, qu'en contendant et déchirant parfois le sphincter de l'anus, engorgé et très-douloureux.

Le pouls est dur, fréquent, l'appétit est nul le plus souvent, et si parfois la faim se fait sentir, le malade n'ose la satisfaire, tant il redoute d'être obligé d'aller à la selle. Il n'est pas rare de voir, à cette période commençante de la maladie, se manifester chez l'hémorrhoïdaire *un spleen*, un dégoût de la vie, qui peut aller jusqu'au suicide. Dans ces derniers temps, nous fûmes assez heureux pour guérir et rattacher à la vie un pauvre malade, habitant d'une ville maritime du Midi, qui, par deux fois, avait essayé de se suicider en se jetant à la mer.

Les hémorrhoïdes s'observent plus fréquemment et sont beaucoup plus intenses dans le Midi de la France qu'à Paris. Cette différence, croyons-nous, tient plus à la manière de vivre des habitants, à leur constitution bilieuse, à leur caractère irascible, qu'au climat.

Si les tumeurs hémorrhoïdales internes sont volumineuses, tendues, pleines de sang, l'émission des urines est difficile, douloureuse, surtout vers la fin de la miction, au moment où le périnée se contracte violemment. Tous ces symptômes persistent un temps plus ou moins long, jusqu'à ce que l'emploi d'une médication convenable ou un flux sanguin vienne dissiper cet état de congestion. Lorsque les tumeurs hémorrhoïdales sont internes, leur diagnostic est encore facile, surtout si elles sont récentes, car alors elles sont molles, fluctuantes, augmentant promptement de volume sous l'influence d'un effort. Cet état de congestion diminue ou disparaît même complétement sans hémorrhagie quelquefois, quand la cause déterminante n'existe plus ; mais si ces tumeurs sont déjà d'une date ancienne, elles deviennent épaisses, indurées et sans transparence. Lorsque les hémorrhoïdes sont internes, le doigt, préalablement enduit de cérat, d'un corps gras quelconque, introduit dans l'anus, peut bien faire reconnaître la nature et le siége de la maladie; souvent aussi les efforts que fait le malade suffisent à amener au dehors les tumeurs hémorrhoïdales.

La congestion hémorrhoïdale dure de deux à quatre jours ordinairement. Les différents symptômes que nous venons d'énumérer se dissipent graduellement, ou cèdent après un écoulement sanguin.

De fait, elles peuvent se reproduire plus ou moins souvent, suivant les sujets, suivant le régime ordinaire du malade, son tempérament, les circonstances variées qui ont précédé ou accompagné les crises; mais le retour de ces congestions, de ces hémorrhagies peut être éloigné indéfiniment si le malade veut s'astreindre à une médication, à un régime approprié, évitant surtout avec soin les causes d'excitation.

De l'Hémorrhagie hémorrhoïdale.

Nous avons établi que l'affection hémorrhoïdale débutait le plus souvent par une espèce de molimen, de congestion intestinale, que la terminaison ordinaire de cette congestion était une hémorrhagie anale *critique*[1]. Chez un certain nombre de malades,

---

[1] Nous devons prévenir nos lecteurs que le mot *critique*, en médecine, n'entraîne avec lui aucune idée funeste, malheureuse. Cette expression, du mot grec *krino* (juger), est synonyme de fin, terminaison.

les congestions hémorrhoïdales se montrent à des époques périodiques, comme les menstrues chez les femmes, et se terminent par une hémorrhagie anale plus ou moins abondante. Cette hémorrhagie donne quelque répit au malade, et lui assure un repos *heureux*, relativement aux supplices de damné qu'il vient d'endurer. L'écoulement de sang a été long temps regardé comme le résultat nécessaire de la fluxion, de la congestion qui s'établit à l'extrémité du rectum ; il a été, ainsi que l'indique l'étymologie du mot, considéré comme le phénomène principal le plus important et le plus constant de la maladie hémorrhoïdale.

Cependant l'hémorrhagie par exhalation de la muqueuse du rectum, des tumeurs hémorrhoïdales, est assez rare. L'effusion du sang, si commune chez l'hémorrhoïdaire, provient le plus souvent de la rupture des veines ou de la compression des tumeurs hémorrhoïdales internes.

M. le professeur Chomel, praticien et observateur des plus distingués, dit qu'il n'a jamais observé d'hémorrhagie par exhalation sur les tumeurs hémorrhoïdales elles-mêmes. Le professeur Pinel, parlant d'un fait très-rare, dit : « Je connais un jeune homme qui a mené une vie très-irrégulière, et qui, tous les mois, éprouve un érysipèle à la face, ou un écoulement anal, excessif, continu pendant deux ou trois jours, d'un sang pur et vermeil, avec des

douleurs de lombes, nulle trace de gonflement variqueux des veines. Cet écoulement sanguin est précédé et accompagné, comme les hémorrhagies actives, de symptômes fébriles (*Méd. cliniq.*, p. 315).
Quant aux exemples de flux hémorrhoïdal cités
par les auteurs, qui, par l'abondance et la répé-
tition de l'évacuation sanguine, ont mis la vie des
malades en danger, il en existe un grand nombre,
et nous indiquerons plus bas par quel mécanisme
ont lieu ces hémorrhagies, occasionnées, le plus souvent, par le cancer ulcéré du rectum.

Nos devanciers qui ont écrit sur les hémorrhoïdes
sont pleins d'exemples très-curieux sur l'hémorrhagie hémorrhoïdale, que les uns considéraient
comme le trop plein naturel de *la matière mélancolique* du sang, cherchant à établir, comme preuve
de leur dire, que la teinte plus ou moins noirâtre
du sang hémorrhoïdal était due à cette matière
mélancolique. D'autres considéraient ce flux soit
comme le résultat de la rupture des veines du rectum devenues variqueuses, ce qui est vrai pour un
certain nombre de cas, soit comme le fait de l'expression, de la compression des tumeurs hémorrhoïdales internes. Quelques auteurs de nos jours ont
prouvé, à l'aide de patientes et laborieuses recherches anatomiques, que l'hémorrhagie avait quelquefois lieu par *exhalation* de la muqueuse du rectum
ou des tubercules hémorrhoïdaux.

Presque toutes ces observations *extraordinaires,* recueillies dans une idée préconçue, sous l'empire de tel ou tel système, sont trop peu précises pour que nous puissions les accepter complétement. On cite entre autres, nombre de cas où le flux hémorrhoïdal, chez les femmes, alternait avec les menstrues régulières, ou même les accompagnait, et surtout les remplaçait après leur suppression ou leur cessation.

Storck, dans ses observations cliniques, rapporte qu'une dame, depuis plusieurs années, avait des hémorrhoïdes qui alternaient avec le flux menstruel. Un jour on vint lui annoncer la mort de son mari; elle fut si effrayée et devint tellement triste que le flux hémorrhoïdal s'établit chez elle d'une manière considérable et accompagné de grandes faiblesses.

Pour nous il est un fait bien clair, bien démontré, c'est que le sang hémorrhoïdal s'échappe le plus souvent des veines, quelquefois des artères. 1° Le sang parfois s'échappe des artérioles du rectum; ce qui le prouve de la manière la plus péremptoire, c'est la nature du jet de sang saccadé, isochrone au pouls et d'un bel aspect écarlate; 2° par la membrane muqueuse du rectum, indépendamment des tumeurs hémorrhoïdales, c'est-à-dire sans qu'il existe la moindre apparence de ces dernières.

3° Le sang peut suinter par petites gouttes comme

une espèce de rosée à la surface des tumeurs hémorrhoïdales.

4° Enfin, à la suite de la rupture de l'excoriation
de kystes ou tubercules variqueux, des tumeurs érectiles hémorrhoïdales, le sang peut partir avec abondance et faire naître de graves accidents.

Quel que soit le siége de l'hémorrhagie, elle se
fait presque toujours par une sorte de perspiration
de rosée à la surface de l'intestin rectum ou des
tumeurs. On ne saurait mieux comparer cette exhalation qu'à une espèce de sueur de sang. Ce qui nous
confirme surtout dans cette manière de voir, c'est
qu'à l'autopsie de personnes mortes pendant l'hémorrhagie ou peu de temps après, la surface de l'intestin était parfaitement intègre, lisse, n'offrant aucune apparence de rupture de veines ou artères. La
pression des tumeurs hémorrhoïdales faisait sourdre
des gouttelettes de sang, et cela sans aucune solution de continuité. En examinant à l'œil nu ou
armé de la loupe des portions d'intestin rectum in-
jectées au mercure, nous n'avons pu découvrir la
plus légère déchirure, la plus petite cicatrice, cela,
du reste, n'a pas plus lieu d'étonner que l'aspect
lisse, poli, de la cavité utérine après des hémorrhagies
graves et répétées,

DES TUMEURS HÉMORRHOÏDALES

Avant d'entrer dans quelques détails sur la nature et le siége des tumeurs hémorrhoïdales, nous croyons nécessaire, pour être bien compris de nos lecteurs, de dire quelques mots sur la structure de l'anus et le mécanisme de la défécation, attendu que cette structure, ce mécanisme jouent un rôle important dans la production des tumeurs hémorrhoïdales.

L'anus est l'ouverture qui termine inférieurement le canal digestif. Cette ouverture est située dans l'intervalle des fesses, à un pouce environ au-devant du coccyx. La peau qui recouvre les bords de l'anus est mince, plus colorée que celle des parties voisines, humectée par un fluide onctueux. Cette peau s'enfonce dans l'ouverture anale, pour se continuer dans la muqueuse de l'intestin. Sur les téguments du pourtour de l'anus, on remarque une foule de plis rayonnés convergeant vers l'orifice, C'est à la faveur de ces plis que l'anus peut acquérir l'étendue, quelquefois très-grande, que nécessite l'expulsion des matières fécales, sans que la peau soit exposée à se rompre. C'est dans leurs intervalles qu'existent le plus souvent les fissures ; fissures qui peuvent, parfois, dans un effort violent de défécation, donner du sang, mais qu'on ne saurait confondre avec le flux hémorrhoïdal, ce dernier ayant, le plus souvent, sa source dans les tumeurs internes. La muqueuse du *rectum*, à son extrémité inférieure, n'est unie à la tunique musculaire que par une lame celluleuse ; aussi est-elle facilement entraînée au dehors par le poids des hémorrhoïdes.

Les tumeurs hémorrhoïdales ont leur siége primitif tantôt à la circonférence de l'anus, immédiatement en dehors ou en dedans de cette ouverture ; mais, au début de la maladie, presque toujours en dedans de l'anus, autour duquel elles forment un anneau. Dans l'intérieur du *rectum*, elles sont ordinairement plates et à peu de distance de l'anus ; cependant, en raison de leur nombre et de leur volume, elles occupent quelquefois un espace considérable, et on a vu l'intestin tout entier être envahi par elles. La peau fixe le plus souvent les tumeurs hémorrhoïdales externes et ne leur permet pas le déplacement. Il n'en est pas de même pour les tumeurs hémorrhoïdales internes ; celles-ci, entraînées par leur propre poids, lorsqu'elles ont acquis un certain volume, poussées vers l'anus dans les efforts pour aller à la selle, tendent à descendre et finissent souvent par franchir l'orifice anal, devenant ainsi externes, d'internes qu'elles étaient primitivement. Ce déplacement est temporaire ou permanent ; dans les commencements, les tumeurs internes ne deviennent externes que lorsqu'on se présente au cabinet après une station debout prolongée, un mouvement violent, des exercices gymnastiques prolongés, une constipation opiniâtre ; mais, bientôt, ces causes cessant, les tumeurs, qui avaient augmenté de volume, s'affaissent, et la muqueuse, en raison de son élasticité, les ramène dans l'intestin. Au bout de quelque temps, toutefois, cette élasticité se perd ; la muqueuse ne revient plus sur elle-même, les tumeurs ne remontent plus et restent définitivement externes.

Ordinairement les tumeurs hémorrhoïdales ont leur siége à l'extrémité inférieure de l'intestin rectum, soit en dehors du sphincter externe de l'anus, tout à fait à la marge anale, soit en dedans du sphincter, à diverses hauteurs dans l'intestin rectum. Enfin, ces tumeurs peuvent exister simultanément en dedans et en dehors de l'anus.

Dans le début, presque toutes les tumeurs hémorrhoïdales sont globuleuses, arrondies ou aplaties,

et d'un volume peu considérable, variant entre le
volume d'un pois et celui d'une noix; plus tard,
leur forme et leur volume varient suivant le siége
qu'elles occupent. Les tumeurs primitivement externes restent ordinairement plates et peu volumineuses; les tumeurs internes, au contraire, soit
qu'elles restent dans l'intestin, soit qu'elles descen-
dent jusqu'à l'anus, distendent la membrane muqueuse et présentent des formes irrégulières et un
volume considérable. Le volume des tumeurs hémorrhoïdales n'est pas toujours proportionné à l'ancienneté de la maladie, et il varie, chez différents
individus, depuis le volume d'une petite cerise jusqu'à celui d'un œuf de poule.

Le nombre des tumeurs hémorrhoïdales est variable; dans quelques cas, il n'existe qu'une seule
tumeur, soit externe, soit interne; le plus ordinairement, on en rencontre trois, quatre, six et même
davantage. Les tumeurs externes forment alors une
espèce de bourrelet et ne sont séparées les unes des
autres que par des sillons plus ou moins profonds;
quelquefois même ces sillons disparaissent par suite
de l'inflammation, de l'ulcération des parois musculaires qui les constituent. Les tumeurs sont alors
soudées les unes aux autres, forment des masses
irrégulières qui imitent, parfois, la disposition d'une
grappe de raisin.

Les tumeurs externes sont recouvertes, du côté de l'anus, par la membrane muqueuse du rectum, qui se continue avec la peau qui les recouvre en dehors; celle-ci offre les plis rayonnés, qui s'étendent sur les tumeurs en sillons plus ou moins profonds. Les tumeurs internes quel que soit leur siége actuel, sont entièrement recouvertes par la muqueuse du rectum, d'un rouge plus ou moins vif; mais elle devient pâle lorsque les tumeurs sont devenues externes.

En général, l'aspect que présentent les tumeurs hémorrhoïdales varie, ainsi que le volume et plusieurs autres de leurs caractères physiques, tels que la couleur, la consistance, suivant le siége primitif de la maladie, l'état de la circulation dans le rectum, les altérations qu'ont subies les vaisseaux et les parties voisines.

Lorsque la maladie n'est pas trop invétérée, *sous l'influence des pilules de scordium s'établit une pression qui fait refluer le sang dans les vaisseaux du rectum et qui rétablit la circulation. Les tumeurs s'amollissent, s'affaissent et diminuent peu à peu de volume ; la membrane qui les recouvre reprend sa couleur naturelle, les vaisseaux reprennent leur calibre ordinaire, les tumeurs disparaissent entièrement, et la guérison est complète.*

Mais lorsque la maladie est ancienne, lorsque la congestion est considérable, que le sphincter externe, en raison du volume et du nombre des tu-

meurs, de la douleur éprouvée par le malade, du
ténesme, de la contraction spasmodique qu'il subit,
exerce une constriction telle que la circulation est
interceptée entre les tumeurs qui ont franchi l'anus
et l'intestin, celles-ci sont tuméfiées, dures, brunes
ou même noires ; *les hémorrhoïdes sont alors dites
étranglées.*

La compression peut amener ces résultats en
quelques instants ; mais qu'elle vienne à cesser, les
tumeurs s'affaissent ; elles se présentent sous la forme
de bourses vides, ridées, flétries, pâles ; plus tard,
les téguments sont hypertrophiés, indurés, et forment alors des espèces de tubercules qui, bientôt
eux-mêmes, ne tardent pas à se transformer en
tissu squirrheux *ou cancéreux.*

Des opinions très-différentes ont été émises relativement à la structure des tumeurs hémorrhoïdales, et, de nos jours encore, les auteurs sont loin
d'être d'accord sur ce point. Ainsi, *Boerhaave, Morgagni* déclarent positivement, dans leurs ouvrages,
que les hémorrhoïdes ne sont autre chose que des
dilatations variqueuses des veines du rectum. *Hippocrate* est du même avis, ainsi que l'on peut s'en
convaincre par le passage suivant :

« Si la bile et la pituite s'arrêtent aux veines du
rectum, le sang s'échauffe ; en s'échauffant, il distend les veines ; cela y fait abonder le sang voisin,
attiré par la chaleur ; étant donc fort pleines, elles

forment un gonflement autour de l'anus ; les extrémités des petites veines s'y élèvent particulièrement,
et font une tumeur qui est froissée par les matières
fécales lors de leur sortie ; elles lâchent alors le sang
qui s'était amassé ; il sort même ensuite, sans être
pressé par les matières fécales. »

En effet, dit *Ledran*, rien ne favorise le cours du
sang dans les veines hémorrhoïdales, où il doit remonter contre son propre poids, et bien des choses
tendent même à le retarder : 1° Les gros excréments
qui séjournent dans l'intestin en écartent les parois,
et alors les différents points d'appui qu'ils y font
sont autant de digues qui gênent le retour du sang,
non dans les grosses veines, car elles rampent sur
la surface extrême de l'intestin, mais dans tous les
capillaires qui entrent dans sa composition. 2° Lorsque ces gros excréments, poussés par d'autres, s'ap-
prochent de l'anus, la pression successive qu'ils font
aux parois internes de l'intestin qu'ils écartent y
refoule le sang dans les veines et suspend son cours
pour ce moment ; cela ne peut se faire sans que les
parois des veines mêmes soient écartées, à proportion, par la colonne de sang qui les remplit. 3° Dans
les efforts que nous faisons pour aller à la selle ou
pour quelque autre motif, la contraction des muscles
du bas-ventre et du diaphragme pousse vers le bas
toutes les parties qui sont flottantes dans l'abdomen,
et ces parties appuyant sur celles qui sont placées

dans le bassin, elles y gênent encore le retour du
sang veineux, non-seulement dans les grosses veines, mais encore dans les capillaires, qui, n'étant pas
d'un tissu assez fort pour résister à la colonne du
sang, qui tend toujours à les dilater, peuvent devenir variqueuses. Eh bien! aujourd'hui, malgré les
opinions des *Béclard*, des *Laennec, Delpech, Boyer,
Récamier, Jobert de Lamballe*, qui regardent les
hémorrhoïdes tantôt comme du tissu érectile de
nouvelle formation, des granulations, des kystes
sanguins du tissu cellulaire, des distensions primi-
tives des veines hémorrhoïdales, il faut encore en
revenir à reconnaître, après tant de siècles et de dé-
bats, reconnaître et dire, avec *Hippocrate*, que les
tumeurs hémorrhoïdales ne sont que des dilatations
variqueuses des veines du rectum ; telle est notre
opinion, et surtout telle est celle des chirurgiens
les plus distingués : *Sthal, Morgagni, J.-L. Petit,
Boerhaave, Pinel, Dupuytren, S. Cooper, Flandin,
Amussat.*

Il est assez rare qu'il n'existe qu'une seule tumeur. Le plus souvent elles sont multiples, soit
qu'elles s'offrent isolément, soit qu'elles forment un
bourrelet, une variété d'anneau circonscrivant l'anus
entier, de forme et de grosseur variant depuis le
volume d'une lentille jusqu'à celui d'un œuf; leur
surface est tantôt lisse, résistante, tantôt bosselée,
séparée par des sillons plus ou moins profonds, selon

qu'il existe ou non de l'inflammation ; enfin on les voit quelquefois très-dures, d'un aspect rugueux, avec des aspérités mamelonnées semblables à des fraises, à des framboises.

Les tumeurs hémorrhoïdales ne se révèlent pas toujours de prime abord à l'autopsie, soit que l'affection toute récente n'ait pas encore désorganisé les tissus, soit que les tumeurs congestionnées pendant la vie se soient affaissées par suite du retrait du sang après la mort. Mais il suffirait dans ces circonstances de pousser avec soin une injection soit dans le tronc de la veine porte, soit dans celui de la veine mésentérique inférieure, pour que ces tumeurs redeviennent visibles et palpables. Dans la majorité des autopsies faites avant nous ou par nous, il nous a été facile d'étudier la nature des tumeurs hémorrhoïdales sans avoir recours préalablement à une injection.

Avant leur dégénérescence, lorsque les hémorrhoïdes n'ont pas encore modifié, désorganisé les membranes muqueuses et musculaires de l'intestin, presque toujours elles sont formées par la dilatation variqueuse des veines. Ces tumeurs incisées offrent une sorte de réseau inextricable de veines semblables à un tissu de feutre épaissi, ayant beaucoup de rapport avec l'aspect bosselé des varices des membres inférieurs. Quand, au contraire, la maladie est de date ancienne, lorsque les tumeurs ont été plu-

sieurs fois le siége de congestions avec ou sans hémorrhagie, il se forme dans les tissus de l'intestin,
dans les tuniques des veines, des productions morbides avec des aspects variables.

Les enveloppes des veines sont tantôt faibles ou de
nature presque osseuse, tantôt elles sont ramassées
avec des renflements ou dilatations variqueuses.
Enfin ces tumeurs, à la longue, peuvent présenter un
aspect lardacé, avec cellules, et dégénérer en squirrhe ou cancer.

Pour nous résumer et terminer cet examen des
tumeurs hémorrhoïdales, qui pourrait fatiguer
l'homme du monde notre lecteur, nous dirons que l'on
en doit admettre trois formes principales : la première
forme la plus commune, celle dite *variqueuse*, con-
stitue généralement la tumeur hémorrhoïdale. Au
début elle est formée par la dilatation des veines du
rectum. Ces dernières sont tortueuses, entrelacées,
mais à parois encore flexibles ; il n'y a qu'à la suite
d'un travail inflammatoire incessant que les parois
veineuses deviennent dures et bosselés. Le tissu cellulaire qui les environne subit lui-même une transfor-
mation. C'est ainsi qu'il s'infiltre de lymphe coagu-
lable, qu'il s'organise et fait corps, pour ainsi dire,
avec les veines. Cette forme de tumeur hémorrhoïdale dans laquelle les veines sont souvent intègres,
donne peu de sang.

Les hémorrhagies abondantes sont plutôt l'apanage

des tumeurs de la seconde forme, que nous apelle-
rons *érectiles*. Ces tumeurs sont appelées érectiles
à cause de leur nature, offrant la plus grande analogie avec ce tissu vasculaire, spongieux, éminemment
hémorrhagique dit *tissu érectile*.

Ces tumeurs, ordinairement externes, quelquefois uniques, assez souvent multipliées, forment rarement un bourrelet ou un cercle complet. Dans
l'état de calme, peu douloureuses au toucher, on les
trouve souvent pâles, comme flétries, revenues sur
elles-mêmes comme un ballon de caoutchouc duquel on aurait exprimé l'air.

A l'état d'érection, de turgescence, au contraire,
elles deviennent rénitentes, d'un rouge vermeil
ou sombre, d'une teinte légèrement bleuâtre, le
contact du doigt ou des excréments les irrite et
détermine une douleur plus ou moins intolérable;
cette érection se manifeste avec ou sans flux, le
plus souvent chez les sujets sanguins et nerveux,
sans même qu'il soit nécessaire d'une irritation
locale, et surtout d'une compression pour la manifester; une prédisposition particulière, un frottement insolite quelques excès alcooliques ou de table,
un peu de jus de tabac avalé par mégarde en fumant,
peuvent déterminer tout d'un coup la turgescence
de ces tumeurs, flasques et indolores quelques heures
auparavant.

Les hémorrhoïdes sèches ou marisques. — Les

tumeurs que nous comprenons dans le troisième
ordre fournissent rarement du sang. Ce caractère
seul suffirait pour les distinguer des tumeurs hémorrhoïdales érectiles, mais elles en diffèrent, en outre,
par leur sécrétion, qui se compose surtout de mucosités jaunâtres et fétides, d'espèces de blanc d'œuf,
en quantité telle que les malades sont souvent dans
la nécessité de se garnir. Ces tumeurs, plus ou moins
dures, flétries, semblables à des végétations ou des
choufleurs, à des crêtes de coq, sont communément
indolores, mais elles peuvent aussi, sous l'influence
du frottement des fesses, de l'irritation qui en résulte et du défaut de propreté, s'enflammer, augmenter de volume, devenir rouges, très-doulou-
reuses, sans fournir de sang néanmoins. Leur
situation entre les deux fesses, et, partant, leur compression permanente, aplatissent et donnent une
forme allongée à ces tumeurs, qui présentent alors
un bord épais, arrondi et irrégulier : ce sont ces
mêmes causes qui déterminent ensuite leur excoriation et l'ulcération, superficielles d'abord, mais
qui, gagnant bientôt en profondeur, ne tardent pas
à déterminer des fissures et des rhagades, sources
intarissables de ces mucosités, de ces suintements
purulents et fétides. Après avoir passé en revue, à
peu près, tous les symptômes de l'affection hémorrhoïdaire, il nous reste encore à parler d'un dernier
symptôme, sinon grave, du moins à peu près con-

stant; son histoire est assez négligée, et cela, pro-
bablement, en raison de son peu de gravité : deux
ou trois auteurs seulement parlent de *la colique
hémorrhoïdale*; nous nous étendrons un peu sur
ce symptôme, contre lequel on peut diriger avec
succès, au début, d'excellents moyens thérapeutiques,
et empêcher ainsi, assez souvent, l'explosion d'ac-
cidens hémorrhoïdaux redoutables.

La colique hémorrhoïdale offre au début, pour
tout phénomène morbide, non précisément de la
souffrance, mais une sorte de sensibilité anormale
dans le bas ventre ; puis on voit la digestion se faire
avec peine ; le ventre devient dur, tendu, les intestins s'emplissent de gaz et donnent lieu à des borborygmes continuels, alors les selles deviennent plus
rares; cette constipation s'accompagne de lourdeur,
d'un sentiment de brisement et de courbature.

Avec ces phénomènes, on voit survenir ce qui
caractérise d'une manière si frappante et presque
constamment les désordres du côté du ventre, c'est-
à-dire un affaiblissement général, une langueur
profonde, une vive anxiété ; symptômes qui tiennent moins à la maladie elle-même qu'à son siége.
On sait, en effet, combien toutes les affections abdominales agissent sur le moral, et même combien une
blessure légère, qui n'intéresse que les parois du
ventre, surprend et abat le blessé, et dans quel profond état de prostration elle le jette tout d'un coup.

On ne doit donc pas s'étonner de voir les hémorrhoïdaires s'inquiéter de leur état, ne plus penser à autre chose, et s'étendre avec tant de prolixité et à
chaque instant sur les symptômes qu'ils éprouvent.

La colique hémorrhoïdale est d'autant plus intense
que les sujets étaient plus habitués à l'hémorrhagie,
et que le flux est plus entravé. Chez les malades
dont le flux se fait facilement, il n'y a que quelques
douleurs intestinales accompagnées de constipation,
de congestion cérébrale, de chaleur à la face, de
somnolence. Chez les malades dont le flux était de-
venu peu abondant, irrégulier, ou chez qui il a cessé
tout à fait, il y a de la pesanteur dans le ventre, de
la fatigue, des douleurs abdominales vagues; l'appétit est conservé; mais si le dérangement est encore plus marqué, si le flux sanguin a cessé tout à
fait, les malades éprouvent dans le fondement une
pesanteur continuelle; ils sentent plusieurs fois par
jour des coliques dont le siége et l'intensité sont variables; l'appétit diminue; après les repas, il y a de
la chaleur au creux de l'estomac; le ventre est distendu, sensible, le visage se colore, surtout autour
des yeux; la peau est chaude, il y a des démangeai-
sons. Les selles sont irrégulières, elles sont précédées
de coliques plus vives et de douleurs déchirantes que
suit un besoin immédiat d'aller à la selle. Ces selles
sont diarrhéiques, peu abondantes et suivies de
malaises si grands, qu'il n'est pas rare de voir le

malheureux hémorrhoïdaire tomber en syncope. Si le flux ne se rétablit pas, les douleurs sont plus continues, plus vives.

Au bout de quelque temps, la pesanteur dans le rectum fait place à une compression et à un tiraillement qui semblent remonter le long de l'intestin; les côliques sont presque continuelles, les digestions deviennent mauvaises de plus en plus, et le ventre est ballonné par des gaz au point de rendre la respiration difficile. Les selles, à cette époque, présentent un caractère particulier, qui seul pourrait indiquer l'affection hémorrhoïdale; les malades rendent, après de grands efforts, une matière blanche et filante comme du blanc d'œuf. Aussitôt que le flux se rétablit, tous ces phénomènes disparaissent comme par enchantement. Nous indiquerons avec soin, aux chapitres *Traitement* et *Hygiène*, la médication propre à combattre l'accident de la colique hémorrhoïdale d'une part, et les soins et précautions à prendre pour l'éviter ou la juguler au début.

DE L'AFFECTION HÉMORRHOIDALE

—

Ainsi que nous avons cherché à l'établir, le mal hémorrhoïdal consiste uniquement pour nous, nous dirons même pour la généralité des médecins d'aujourd'hui, en *un flux sanguin non traumatique des veines du rectum, et s'accompagnant généralement de tubercules ou tumeurs en dedans ou au pourtour de l'anus*. Ce flux sanguin, cette hémorrhagie, ces tumeurs particulières qui se développent en dedans ou au pourtour de l'anus, sont dus le plus souvent, à notre avis, au développement variqueux des veines du rectum. Selon que ces tumeurs sont peu considérables ou volumineuses, selon qu'elles sont de date récente ou compliquées d'altérations morbides des tissus, la maladie offre dans sa marche des phases différentes. Dans le premier cas, la maladie va et vient à des intervalles plus ou moins rapprochés, et donne lieu à des inflammations, à des congestions qui, presque toujours, reconnaissent pour causes, soit la constipation, soit des efforts violents pour aller à la selle. La station prolongée sur les jambes, une longue marche, quelques heures d'une équitation fatigante, quelques excès de table ou d'alcooliques peuvent hâter l'apparition de symptômes hémorrhoïdaux. Il n'est pas rare de voir telle ou telle cause, souvent la même, déterminer chez le même individu presque constamment l'hémorrhagie ou l'inflammation des tubercules hémorrhoïdaux.

Quelquefois les crises hémorrhoïdales peuvent éclater tout à coup, inopinément pour ainsi dire, sans causes apparentes, et se montrer alors à des époques non-seulement plus ou moins éloignées, mais encore régulières, c'est-à-dire tous les mois, au printemps, à l'automne, deux fois par an. La congestion, la fluxion anale, se terminent le plus souvent par une hémorrhagie plus ou moins forte, selon qu'il y a rupture de quelques veinules, ou simplement *perspiration sanguine* de la muqueuse rectale.

Si les tumeurs ou tubercules hémorrhoïdaux sont plus volumineux, de nature variqueuse ou érectile, les crises qui se produisent ordinairement sous l'influence des causes que nous avons énumérées plus haut peuvent se présenter à des époques de moins en moins éloignées, revêtir un caractère plus grave et

durer plus longtemps. La marche de l'accès hémorrhoïdal est alors analogue à celle de toutes les maladies aiguës, offrant, comme ces dernières, une période d'accroissement, d'état et de déclin. Sa durée
est excessivement variable, puisqu'il peut se terminer en quelques jours si l'hémorrhagie se déclare
de suite, ou durer une, deux ou trois semaines, selon
que le flux sanguin se manifeste bientôt ou n'ait pas
du tout lieu. Alors les tumeurs deviennent molles,
flasques, se réduisent en un très-petit volume, jusqu'à ce qu'une fluxion nouvelle vienne les conges-
tionner.

On voit cependant assez souvent ces tumeurs ou
tubercules conserver un volume considérable pendant l'intervalle des congestions, être le siége d'une
irritation constante qui finit par déterminer un peu
de rétrécissement de l'anus et rendre la défécation
très pénible.

Dans quelques circonstances (malheureusement
fort rares) les tumeurs disparaissent et l'affection
hémorrhoïdale ne se montre plus. D'autres fois,
même après des attaques soudaines, violentes, la
maladie cesse tout à coup à l'aide de quelques *médication perturbatrice* pour ne plus reparaître. Dans
ce dernier cas, soit que la maladie fût habituellement jugée par une hémorrhagie ou par l'apparition
de tumeurs plus ou moins volumineuses, on a pu
observer (très-rarement il est vrai), une autre ma-

ladie, un accident quelconque. C'est alors que *le bienfait*, que *le brevet de santé* des hémorrhoïdes ont été mis en avant. Combien en a-t-on dit! combien en dit-on encore sur *le bonheur hémorrhoïdaire!* tant il est vrai qu'il est plus facile de pérorer sur ce qu'on ne connaît pas que d'apporter un remède à celui qui souffre les supplices de l'enfer. Mais indépendamment de la rareté de ces faits, de substitution d'un compère lorio, d'une dartre quelconque, d'un lait répandu, à la maladie hémorrhoïdale (faits avancés par grand nombre d'auteurs et prouvés par aucun), peut-on s'étonner, doit-on se faire une arme de la coïncidence de l'affection hémorrhoïdale, la maladie la plus répandue de nos jours, avec une maladie quelconque, n'ayant aucun lien, aucun rapport avec les hémorrhoïdes? Il serait bien plus facile de rassembler, de grouper des centaines de faits où la santé a non-seulement subi aucune altération à la suite de la guérison des hémorrhoïdes, mais encore où l'on a rappelé à la vie, par une médication rationnelle, bienfaisante, une simple médecine de symptômes, de nombreuses victimes que le préjugé, l'ignorance eussent infailliblement tuées.

Si les tumeurs ou tubercules hémorrhoïdaux sont nombreux, étendus à presque toute la marge de l'anus, s'ils sont volumineux, ils diminuent fort peu après les accès inflammatoires, ils constituent alors une affection chronique des plus incommodes. La

défécation devient difficile, très-douloureuse à chaque selle ; à la suite d'efforts, même peu considérables, sort tout le paquet hémorrhoïdal, entraînant
avec lui au dehors la membrane muqueuse du rectum ; on peut, il est vrai, le plus souvent, réduire,
faire rentrer à l'aide des doigts ce paquet hémorrhoïdal, mais ce n'est pas sans douleur, sans un
profond dégoût de la vie ; il n'est malheureusement
pas rare de ne pouvoir opérer la réduction de ces
tumeurs, qui finissent par s'étrangler, devenant le
siége d'une inflammation des plus vives, et tombant
en gangrène. Cette forme, ou ce degré de l'affection
hémorrhoïdale est des plus graves, et finit par porter
une atteinte profonde à la santé. Le malade, objet
de dégoût pour les autres et pour lui-même, prend
l'existence en horreur, son moral s'affecte, les digestions sont difficiles. C'est en vain que son appétit le
sollicite, il n'ose prendre de nourriture et finit par
tomber dans l'émaciation et le marasme les plus
complets.

Nous ne pouvons terminer ce chapitre des symptômes et de la marche de l'affection hémorrhoïdale
sans établir, en quelques mots, le diagnostic diffé-
rent de l'hémorrhagie hémorrhoïdale, des tumeurs
ou tubercules hémorrhoïdaux avec certaines hémorrhagies ou tumeurs de toute autre nature. On pourra
toujours distinguer le flux, l'hémorrhagie des hémorrhoïdes de tous autres flux : 1° en tenant compte

des phénomènes précurseurs ou concomitants de l'affection hémorrhoïdale ; 2° en explorant avec soin les
parties qui donnent lieu à l'hémorrhagie. On ne doit
attacher que peu ou pas d'importance à la couleur
du sang, attendu que, sur le même sujet atteint
d'hémorrhoïdes bien caractérisées, on voit alterna-
tivement du sang noir, du sang vermeil, rutilant.
Tantôt le malade rend des caillots, tantôt il rend du
sang spumeux et par jets saccadés.

Il est facile également de distinguer les tumeurs
et tubercules hémorrhoïdaux des autres productions
et végétations qui peuvent envahir la marge de l'anus,
surtout lorsque l'affection hémorrhoïdale est peu ancienne. La forme, la couleur des tubercules, l'inflammation qui les accompagne, les suintements
de sang, les douleurs en allant à la selle, la procidence des tumeurs internes pendant la défécation,
permettent de reconnaître de suite les hémorrhoïdes.
Il n'en est pas de même lorsque les tubercules
hémorrhoïdaux sont anciens, blancs et flétris. On
pourrait, dans cette circonstance, les confondre avec
des polypes du rectum ou des excroissances de nature
syphilitique, des plaques muqueuses. Mais, outre
que l'apparition des tumeurs hémorrhoïdales a tou_
jours été précédée de congestions, de fluxions et
d'hémorrhagie, ces dernières sont d'une texture plus
molle, plus fluctuante ; elles présentent des alternatives de congestion inflammatoire, douloureuse,

d'affaissement, de flétrissure, tandis que les tumeurs polypeuses se développant graduellement, d'une manière continue, offrent peu ou pas de travail inflammatoire apparent. Ce que nous venons de dire du diagnostic différentiel des tumeurs hémorrhoïdales et des polypes de l'anus peut s'appliquer, en grande partie, aux *végétations syphilitiques*. Ces végétations, poireaux, choufleurs, crêtes de coq, plaques muqueuses comme on voudra bien les appeler, quels que soient leur forme, leur mode d'implantation, ne se développent que progressivement, d'une manière lente. Leur apparition n'est jamais précédée par aucune fluxion sanguine, et on ne voit en aucun cas ces *végétaux syphilitiques* offrir tour à tour des alternatives de flétrissures et d'engorgements. Enfin, il est très-rare de voir ces excroissances irrégulières et de formes si caractéristiques se prolonger dans l'intestin, elles font plutôt élection de domicile au pourtour de l'anus. En un mot, les symptômes primitifs et secondaires de la maladie syphilitique, si bien étudiés de nos jours, ne permettent pas la plus petite hésitation à cet égard.

Le pronostic des hémorrhoïdes est subordonné à l'ancienneté de la maladie, aux accidents qu'elle détermine, il doit être basé :

1° Sur l'époque où elles se manifestent ; 2° sur la vivacité et le nombre des accidents qui se déclarent pendant les préludes ; 3° sur l'absence de toute espèce de douleurs; 4° sur la régularité où l'irrégularité du flux hémorrhoïdal ; 5° sur l'état des forces et le tempérament des sujets chez lesquels il survient ; 6° sur le siége qu'occupe le flux hémorrhoïdal, et le mécanisme d'après lequel il s'opère ; 7° enfin sur son état de simplicité ou de complication.

Les médecins en général, dès la plus haute antiquité jusqu'à nos jours, s'accordent à regarder l'affection hémorrhoïdale comme l'apanage de l'âge mûr, bien qu'il existe plusieurs exemples de l'apparition d'hémorrhoïdes dans l'enfance. Nous en avons rapporté quelques faits au chapitre des causes. Ce ne sont là que des exceptions. Les hémorrhoïdes, chez de jeunes enfants, présentent quelque gravité, soit à cause de la procidence du rectum, si facile à se produire à cet âge, soit à cause de l'irrégularité, de l'abondance de l'hémorrhagie, qui peut devenir mortelle ou tout au moins déterminer des symptômes nerveux redoutables.

Lorsque les préludes des hémorrhoïdes sont fortement prononcés, que les fonctions importantes de la vie sont lésées, que le flux hémorrhoïdal ne se manifeste pas, ou que la quantité de sang perdu n'est pas en proportion avec la violence de la congestion locale ou le tempérament sanguin de l'individu, on doit craindre qu'il ne survienne quelque maladie grave. De même, l'hémorrhagie anale immodérée contre laquelle on ne dirigerait aucune modification hémostatique, que l'on abandonnerait aux seules ressources de la nature, pourrait amener la mort.

Quand les tumeurs ou tubercules hémorrhoïdaux ne répandent jamais de sang et que la congestion, l'effort ou le molimen hémorrhagique se font souvent sentir par de vives douleurs locales et générales, on remarque des troubles considérables du côté de l'innervation. Sous l'influence de souffrances criantes prolongées, l'appétit se perd, la digestion, la nutrition et les fonctions générales de la vie s'altèrent plus ou moins, et le malade arrive à un état d'émaciation tel, que la *phthisie hémorrhoïdale*, si je puis me servir de cette expression, en est le couronnement fatal.

Les tumeurs hémorrhoïdales qui se développent dans l'intérieur de l'intestin sont plus dangereuses que celles qui sont implantées aux environs de l'anus et sur le sphincter externe, indépendamment qu'elles empêchent ou rendent très-difficile l'expulsion des matières stercorales, qu'elles sont plus souvent le siége de douleurs atroces, qu'elles donnent fréquemment lieu au prolapsus du rectum, au renversement de la membrane muqueuse de l'intestin; on éprouve les plus grandes difficultés pour y faire des applications topiques, soit que les malades s'y refusent, soit que le spasme du sphincter ou le volume considérable des tumeurs, l'inflammation, la congestion des parties voisines ne permettent pas l'introduction d'une canule ou du plus petit suppositoire.

Si une opération chirurgicale quelconque, *incision excision, fer rouge* devient indispensable, nécessaire; pratiquée sur des tumeurs internes, elle sera d'une haute gravité en raison de l'hémorrhagie foudroyante, de l'inflammation suppurative ou gangreneuse qu'elle entraîne avec elle. Ces dernières tumeurs sont également beaucoup plus fâcheuses que toutes celles externes, en ce sens qu'elles donnent souvent lieu aux fistules stercorales, à l'étranglement par le sphincter externe. Les anciens médecins, et même la plupart de nos contemporains (*chose triste à dire*), regardent l'affection hémorrhoïdale comme un bienfait de la nature, comme une fonction accessoire *qu'il faut toujours et quand même respecter, dût en mourir le malade;* cette opinion n'est pas positivement exagérée, incompréhensible, elle est simplement *fausse, stupide.*

Si l'on a remarqué, chez quelques personnes, des symptômes de congestion plus ou moins graves cesser après l'établissement d'hémorrhoïdes, d'une hémorrhagie anale; si l'on a remarqué de loin en loin, chez des hémorrhoïdaires (*acclimatés à l'hémorrhagie*), oserions-nous dire, si l'on a remarqué des accidents de congestion vers le cerveau, la poitrine, etc., se juger par l'apparition d'un flux sanguin hémorrhoïdal, s'ensuit-il que la maladie hémorhoïdale, *qu'une maladie quelconque puisse être un bienfait?* s'ensuit-il que l'on doive s'estimer très-heureux d'en

être atteint et plaindre, ceux qui, *malheureusement,*
en sont exempts?

C'est ainsi qu'un de nos romanciers les plus spi-
rituels ; *le poëte jardinier,* prétend que les gens
marqués de la petite vérole sont les gens les plus
heureux du monde, et cela en raison directe des cou-
tures ou balafres. Non! Les faits heureux résultant
de l'affection hémorrhoïdale sont exceptionnels, et,
pour peu que l'on veuille envisager sérieusement la
question que nous soulevons ici, on se convaincra
facilement que les hémorrhoïdes constituent *toujours*
une affection très-incommode et *souvent suivie d'accidents funestes.* Qu'un bourrelet, qu'une tumeur
externe se congestionne, s'étrangle, se gangrène, et
de l'étranglement à gangrène il n'y a qu'une nuance,
la mort en sera le résultat probable, est-ce là du
bonheur? Oui, lorsque la vie est à charge.

D'ailleurs, les hémorrhagies répétées appauvris-
sent, détruisent la constitution intime du sang. La
gangrène du bourrelet hémorrhoïdal, la chute du
rectum, la dégénérescence cancéreuse, la phlébite
suppurative amèneront presque infailliblement des
accidents mortels.

INFLUENCE

DE LA

SUPPRESSION DES HÉMORRHOÏDES SUR LA SANTÉ

—

La régularité qu'affectent souvent les congestions hémorrhoïdales, et l'écoulement sanguin qui les accompagne quelquefois, les troubles divers qui précèdent leur apparition, le bien-être qui les suit lorsqu'elles se sont déclarées, les maladies *qu'elles ont semblé terminer d'une manière si heureuse*, la coïncidence de tel ou tel accident avec la suppression des hémorrhoïdes, tous ces phénomènes divers qui déjà avaient frappé les anciens, leur avaient fait attribuer une immense importance aux hémorrhoïdes, relativement à l'influence qu'elles semblaient exercer sur la santé et sur les maladies.

Particulièrement frappés du flux sanguin, qu'on regardait comme le phénomène principal de l'affection hémorrhoïdale, les anciens, ainsi que nous l'avons dit plus haut, y virent constamment un émonctoire utile par lequel l'économie se débarrassait d'un sang noir, de *l'atrabile, de la matière mélancolique*, humeur imaginaire, mais qui arrivait bien à propos pour étayer les *théories pathogéniques humorales* de nos pères.

Plus tard, Sthal et son école, sans attacher toutefois les mêmes idées, la même valeur à la nature du sang évacué, attribuèrent autant d'importance au moins à la congestion, à la fluxion qui s'établit à l'extrémité de l'intestin et à l'écoulement du sang, qui était pour eux le but auquel tendait la nature. Ce mouvement de sang périodique, assimilé à celui qui a lieu chez les femmes pendant une certaine époque de leur vie, leur semblait être nécessaire à l'intégrité de la santé, et devoir, par sa suppression, produire les effets les plus funestes.

Il serait sans doute difficile de nier que, dans un certain nombre de cas, les hémorrhoïdes, soit qu'il n'y ait que de simples congestions, soit que celles-ci soient accompagnées d'écoulements sanguins, n'exercent une influence réelle sur notre organisme, car tous les phénomènes qui s'y passent ont des rapports plus ou moins intimes. Mais cette influence a été énormément exagérée : les faits sur lesquels elle a été établie sont exceptionnels au lieu de constituer la règle. Le peu de précision des quelques observations qui nous ont été transmises, la partialité manifeste qui a présidé à leur rédaction, nous imposent de leur accorder une confiance très-limitée.

D'abord, l'hémorrhagie qu'on a regardée comme l'élément essentiel de l'affection, à la suppression de laquelle tous les accidents ont été attribués, existe assez rarement, ou n'est qu'un phénomène très-accessoire, puisqu'elle n'a presque jamais lieu que par rupture, et qu'elle est le plus souvent fort peu abondante. Cette hémorrhagie n'est point une terminaison naturelle de la pléthore, cette cause si fréquente de congestions sanguines ; car il est un grand nombre d'individus pléthoriques qui n'ont point d'hémorrhoïdes, ou qui ont des hémorrhoïdes sans flux sanguin.

Pour nous résumer, l'affection hémorrhoïdale, produite ou favorisée dans son développement par des causes toutes locales, *est toujours une affection incommode, fâcheuse, jamais nécessaire à l'intégrité de la santé.*

Les anciens conseillaient de respecter *quand même* les hémorrhoïdes ; et quand, après une malheureuse inaction, il fallait recourir à une opération chirurgicale, aussi douloureuse qu'incertaine, prétendaient-ils encore conserver une ou deux tumeurs dégénérées ou cancéreuses, afin de ne pas supprimer complétement le flux hémorrhoïdal. Beaucoup de médecins modernes ont adopté cette conduite, s'appuyant sur des faits rapportés par *Hippocrate* et *Galien;* mais aujourd'hui, où le temps a fait justice de cette erreur, de ce préjugé, ainsi que de bien d'autres, beaucoup de médecins et chirurgiens de nos jours, dont les noms font autorité, ont démontré qu'il était toujours possible non-seulement de modérer, de supprimer les hémorrhoïdes, mais encore d'enlever, de détruire complétement, par le fer ou le feu, des paquets hémorrhoïdaux volumineux, sans danger pour le malade. Ces opérations, ces *suppressions, dans toute la force du terme*, ces mutilations ne furent suivies d'aucun accident; le plus souvent même elles rappelèrent à la vie bon nombre de personnes, qui fussent mortes dans un bref délai. MM. *Boyer* et *Nélaton*, mes maîtres, dont la réputation est européenne, et qui ont le plus employé le fer rouge dans cette maladie, ne sont pas d'avis de réserver une seule hémorrhoïde, ainsi que le conseillaient les chirurgiens des derniers siècles, et ils en ont constaté tous les avantages. Jamais, dans les cas nombreux qu'ils ont eu à observer, ils n'ont vu la santé générale souffrir de *la suppression complète des hémorrhoïdes*, qu'elles fussent purement accidentelles ou héréditaires et constitutionnelles, alors même qu'elles étaient le siége de pertes considérables et périodiques. Au contraire, par la suppression du flux hémorrhoïdal, par la destruction complète des tumeurs, ils ont toujours remarqué une amélioration profonde et durable dans la constitution du sujet, affaibli par des pertes incessantes de sang ou de mucosités. Nous ne pouvons mieux terminer, pour l'édification complète de notre lecteur, et le bien persuader, qu'en citant les paroles textuelles de M. le professeur Nelaton : « *Pour ce qui est de la suppression d'un flux sanguin auquel l'économie est habituée, il n'y a pas à craindre; du reste, je n'ai jamais vu d'accident produit par cette cause.* » (NELATON, *Leçons cliniques.*) Une des gloires de notre chirurgie, *Pierre Bérard*, enlevé à la science dans la fleur de l'âge, dit que l'affection hémorrhoïdale, produite ou favorisée par des causes toutes locales, est, dans le plus grand nombre des cas, *une affection incommode, fâcheuse plutôt que nécessaire à l'intégrité de la santé.* Rien ne prouve même que les attaques ou les fluxions hémorrhoïdaires, pour se manifester à des époques plus ou moins rapprochées, plus ou moins régulières, garantissent de maux graves les individus chez lesquels elles se montrent. En vain on voudra attribuer à la suppression des hémorrhoïdes des inflammations passagères : ophthalmies, éruptions diverses, maladies du cerveau, du poumon (inflammations que l'on pourrait plutôt attribuer à la constipation); très-souvent les hémorrhoïdes ont disparu, l'écoulement du sang a été supprimé dans des cas même où les congestions et le flux étaient périodiques, sans qu'il soit survenu aucune des maladies attribuées au prétendu danger de la suppression. La plupart de celles qui ont paru en être l'effet, parce qu'elles lui avaient succédé plus ou moins de temps après, n'avaient aucun rapport avec les hémorrhoïdes.

Car ces maladies surviennent, souvent, dans les cas où l'affection hémorrhoïdale n'a été en rien troublée, dans les cas même où le flux hémorrhoïdal était le plus abondant, et son apparition est loin d'avoir sur la marche des maladies l'influence heureuse qu'on lui a supposée.

Enfin, après avoir établi d'une manière péremptoire, sur des faits et en invoquant l'autorité des maîtres de la chirurgie française, que le danger de la suppression des hémorrhoïdes n'est qu'un vain mot, qu'il nous soit permis de citer notre propre expérience.

Nous avons été à même d'observer souvent chez des hémorrhoïdaires des deux sexes des hémorrhagies abondantes, arrêtées brusquement en vingt-quatre heures, ou quarante-huit heures même, *par les préparations de scordium*, et cela sans le moindre retentissement sur la santé générale. D'énormes tumeurs externes se flétrirent bientôt pour disparaître sans laisser de traces; et non-seulement les malades ne furent jamais victimes d'accidents quelconques de répercussion, mais encore, sous l'influence de la médication de scordium, le dépérissement ra-

pide et considérable du malade, la chloro-anémie,
qu'entraînent si souvent à leur suite les hémorrhagies hémorrhoïdaires, disparurent comme par enchantement.

Nous avons toujours vu le traitement rappeler à
la santé des malades affaiblis qui succombaient, autrefois, par suite d'hémorrhagies foudroyantes, de
phlébite, de résorption purulente, après l'ablation
des hémorrhoïdes par le fer ou le feu.

DANGER DE CONSERVER LES HÉMORRHOIDES

—

S'il est bien prouvé pour nous et la plupart des chirurgiens modernes (peut-être notre lecteur partagera-t-il notre opinion) que la modération, que la suppression même complète et radicale du flux hémorrhoïdal ne peuvent déterminer le moindre accident ultérieurement ; s'il peut paraître oiseux, incommode, de suivre un traitement, qui, du reste, n'a rien de désagréable, à l'apparition de quelques douleurs passagères, de quelques gouttelettes de sang, traitement bénin qui pourrait prévenir de graves accidents plus tard ; dans combien de circonstances n'est-il pas *nécessaire*, *indispensable* de suivre ponctuellement un traitement consciencieux, bien établi, pour se débarrasser d'une affection intolérable et offrant parfois les plus grands dangers ? Souvent, en effet, les hémorrhoïdes s'accusent par des douleurs vives, *déchirantes*, si nous pouvons nous servir de cette expression, qui traduit exactement notre pensée ; une sensation de brûlure de fer chaud accompagne de faux besoins continuels.

Souvent les hémorrhoïdes se compliquent d'écoulements sanguins abondants et répétés qui compromettent la vie du malade. Que ces hémorrhagies soient ou ne soient pas produites par une lésion des veines dilatées, un traitement prompt, énergique, n'en est pas moins tracé. En effet, dans le premier cas, on supprime la seule ou la principale cause déterminante de ces hémorrhagies, *l'altération des parois veineuses ;* dans le second cas, on fait disparaître l'une des causes qui favorisent l'écoulement sanguin, *les varices rectales.*

Les tumeurs hémorrhoïdales, accompagnées ou non d'hémorrhagies, finissent par s'ulcérer, se compliquer de fissures, de fistules, d'écoulements de pus. Ces derniers accidents favorisent singulièrement le développement du cancer du rectum.

Doit-on hésiter un instant à se faire traiter lorsque les tumeurs hémorrhoïdales, par leur volume, leur nombre, leur siége, ou toute autre circonstance, produisent une gêne considérable, une constipation opiniâtre, et, par suite, des troubles graves dans les fonctions digestives ?

Enfin, combien les tumeurs hémorrhoïdales ne

sont-elles pas sujettes à l'étranglement, malgré les
précautions les plus minutieuses de tous les jours,
malgré les moyens les plus énergiques pour prévenir, pour combattre cet incident? Nous terminerons
en disant que le prolapsus du rectum (*chute du fondement*), conséquence fatale de l'affection hémorrhoïdale ancienne, dégénérée, détermine, par sa
présence, des troubles énormes à l'accomplissement
des fouctions de la vessie, du vagin, de la matrice.

Pour nous résumer entre ces trois données :

1° Innocuité de la suppression des hémorrhoïdes ;

2° Dangers de conserver l'affection hémorrhoïdale;

3° Traitement prompt, énergique, facile.

Le doute, l'inaction sont-ils permis?

A vous, lecteur, de comparer, de juger.

DU TRAITEMENT

DES HÉMORRHOIDES EN GÉNÉRAL

—

La grande question est celle du traitement. Trois traitements sont en présence : *Le traitement des symptômes*, qui consiste à combattre les accidents hémorrhoïdaux par les moyens médicaux ordinaires, sans s'occuper d'attaquer le mal dans sa racine ; à opposer à l'inflammation des bains, des sangsues, des lavements, et appliquer sur la tumeur un corps gras quelconque ; à mettre en jeu, en un mot, les vieilles batteries médicales; c'est le traitement que l'on pourrait qualifier de *banal*.

Le second traitement, *le traitement chirurgical*, traitement cruel, barbare, atroce ; il est vrai que, appliqué tardivement, presque toujours lorsque l'organisme est ruiné, il devient néanmoins le *traitement nécessaire*, la dernière planche de salut, lorsque les hémorrhoïdes dégénérées sont devenues cancéreuses, lorsque le patient est sous le coup d'une désorganisation complète.

Enfin le troisième traitement est celui par *les préparations de scordium*, traitement *préventif*, curatif, facile à observer, à suivre dans toute circonstance, et, nous oserions même dire, agréable.

Indépendamment du traitement général par les préparations de scordium, nous indiquerons, dans un chapitre à part, les moyens rationnels de la médecine ordinaire pour parer *aux accidents* qui peuvent précéder, accompagner ou suivre la maladie hémorrhoïdale.

DU TRAITEMENT DES SYMPTOMES HÉMORRHOIDAUX.

Ce traitement présente des indications variées, selon les cas ; constamment palliatif, il consiste surtout à combattre successivement les manifestations du mal hémorrhoïdal, à aller au plus pressé, pourrions-nous dire. En attendant que l'on puisse appliquer largement la médication *du scordium*, on devra avant tout rechercher la cause des hémorrhoïdes et la faire disparaître. On puisera de précieuses indications dans l'appréciation des conditions générales de la santé. Les moyens employés ne seront pas les mêmes chez les sujets jeunes, sanguins, et chez ceux qui sont affaiblis soit naturellement par l'âge, soit par toute autre cause.

Le plus souvent, les personnes atteintes d'hémorrhoïdes devront choisir une alimentation douce et modérée, prendre fréquemment des bains tièdes ou froids, selon la saison, faire des lotions froides matin et soir sur l'anus et le périnée, surtout immédiatement après avoir été à la selle. (1).

Comme les hémorrhoïdes sont le plus souvent produites ou déterminées par des causes locales, ce sont celles-ci qu'il faudra s'attacher particulièrement à éloigner. Nous avons expliqué plus haut, au chapitre *Étiologie (des causes)*, que les longues stations sur les jambes, l'équitation, l'attitude assise longtemps prolongée, que les coussins percés ou trop mous favorisent le développement des hémorrhoïdes. D'après cette remarque, les personnes qui ne pourront se dispenser d'être assises pendant longtemps devront donner la préférence à des siéges peu élastiques et légèrement convexes, de telle sorte que la région anale soit suffisamment soutenue.

Mais une chose sur laquelle nous insisterons surtout, c'est la nécessité de prévenir toute constipation. On y parviendra, tant par les soins qui viennent d'être indiqués que par l'usage modéré de lavements émollients, ou huileux, ou de purgatifs très-doux, tels que limonade purgative au citrate de magnésie, sel de Sedlitz, huile de ricin. On ne doit, en aucun cas,

____
(1) **Précautions essentielles et de tous les jours, hors le temps des règles.**

faire usage de poudre, pilules ou liqueurs purgatives à formules inconnues, attendu que, dans l'immense majorité, les drastiques, l'*aloès* (*source de tous nos maux hémorrhoïdaux*), font presque toujours les frais de ces panacées merveilleuses. Nous indiquerons ici un excellent moyen d'éviter les douleurs hémorrhoïdales, qui reviennent si souvent, lorsque ce n'est pas chaque jour, lors du moment de la défécation.

La nature, cette bonne mère, si sage, si prévoyante, a dû opposer à l'extrémité de l'intestin, à l'anus, une force considérable qui s'oppose à chaque instant à l'émission spontanée, involontaire, des matières fécales. Dans l'acte d'aller à la selle, il s'agit de triompher de cette force à l'aide d'efforts plus ou moins considérables, pour l'expulsion des excréments. C'est cette somme d'efforts dirigés contre le sphincter anal, douloureux, enflammé, qui rend l'hémorrhoïdaire si souffrant, si morose, peu ou pas capable de vaquer à ses affaires pendant tout le jour, s'il a eu l'imprudence d'aller à la selle le matin. Nous recommanderons donc instamment à nos lecteurs, et ce en toute connaissance de cause, de *n'aller à la selle que le soir, au moment de se coucher*, si faire se peut. On pourrait nous objecter qu'il est difficile de prendre cette habitude régulièrement le soir; que ce serait en vain que l'on se présenterait à heure fixe au cabinet, si un besoin plus ou moins impérieux ne se faisait sentir. A cela nous répondrons que cette habitude peut tout aussi bien être prise que tant d'autres moins importantes ; qu'il suffit généralement de se présenter régulièrement le soir, à heure fixe, au cabinet, que l'on ait besoin ou non ; qu'il suffit de faire naître ce besoin artificiellement pendant quelque temps, à l'aide d'un lavement émollient et huileux, pour obtenir bientôt une selle régulière, sinon tous les soirs, au moins tous les deux jours.

Nous attachons tant d'importance à cette recommandation, qui pourrait paraître banale à ceux qui ne sont heureusement pas initiés aux misères hémorrhoïdales, que nous reviendrons encore sur ce sujet aux chapitres *Hygiène et Prophylaxie.*

Si les tumeurs sont dures, engorgées et douloureuses, il se produit quelquefois des crises violentes, caractérisées par des souffrances intolérables, avec irradiation vers l'utérus ou la vessie et, par suite, de la fièvre. Les bains tièdes, les cataplasmes, les pommades, les liniments ou lotions narcotiques, avec opium ou belladone, sont indiqués dans ces cas.

Quelques auteurs, et, entre autres, Schumacker et M. Récamier, recommandent l'application de sangsues sur les tumeurs hémorrhoïdales directement. Cette méthode, qui a pu procurer un bien-être relatif de quelques heures au malade, offre, à notre avis, plus d'inconvénients que d'avantages. Les sang-

sues, il est vrai, peuvent opérer une déplétion locale
des parties enflammées, hâter de quelques heures,
provoquer le flux hémorrhoïdal ; mais, outre la
gravité d'une hémorrhagie interne que les sangsues
appliquées trop haut peuvent déterminer, quelle
irritation, quelle somme de douleurs produites par la
morsure de sangsues! Quel afflux, quel appel de
sang considérable, dans tous les cas, pour une saignée locale, souvent insignifiante! N'a-t-on pas vu
parfois, en outre, une application intempestive de
sangsues sur une tumeur enflammée quelconque
hâter, précipiter la fusion purulente, l'ulcération
gangréneuse de cette même tumeur?

Dans quelques cas rares, où la congestion hémorrhoïdale se présente avec les traits d'une vive inflammation, accompagnée de réaction fébrile, nous
n'hésiterons pas à donner la préférence à la saignée
générale. Parmi les moyens qui sont employés dans
le traitement palliatif des hémorrhoïdes, il en est
un auquel le docteur Burne accorde une grande importance, et qui pourrait être appliqué dans quelques cas avec avantage : il s'agit de bougies ou suppositoires de grosseurs variables, introduits dans le
fondement. Suivant notre savant confrère anglais,
l'emploi judicieux de bougies et suppositoires mé-
dicamenteux, par des mains exercées, habiles, dis-
penserait, à coup sûr, d'avoir recours aux ciseaux,
au bistouri.

L'introduction de ces corps étrangers qui fusent et lubrifient, à une douce température, a pour effet de relâcher graduellement les sphincters, de faire cesser l'engorgement des tumeurs, de faciliter le replacement de ces dernières, et surtout de déterminer des selles naturelles. Nous finirons ce chapitre en rappelant à nos lecteurs que les quelques moyens médicaux que nous venons d'énumérer ne sont toujours que des palliatifs, applicables tout au plus là où l'on est dans l'impossibilité de se procurer les préparations de *poudre de scordium composée*.

TRAITEMENT CHIRURGICAL

Tout en étant intimement convaincu que l'on peut, d'une manière utile et sûre, appliquer *les préparations de scordium* aux différentes phases des affections hémorrhoïdales ; tout en étant persuadé que cette médication, sagement employée en temps convenable, peut non-seulement guérir, mais encore prévenir les accidents auxquels expose cette maladie, nous n'en ferons pas moins ici, en quelques mots, l'histoire du traitement chirurgical. En effet, s'il est vrai de dire que les moyens chirurgicaux, entre des mains habiles, expérimentées, peuvent présenter les plus grands dangers, il est vrai de dire aussi que, dans des cas désespérés de dégénérescence cancéreuse, de désorganisation de la vie, d'imminence de mort, il n'existe plus que cette planche de salut... *ultima ratio.*

Pour les hémorrhoïdes dégénérées, on a employé bien des procédés : tout *l'arsenal chirurgical* a été mis en jeu. Chaque chirurgien préconise sa méthode, peint, éclaire son tableau, en faisant ombre, bien entendu, de la méthode non moins cruelle de son devancier.

Ces méthodes chirurgicales employées jusqu'ici sont :

1° Les caustiques ;

2° L'incision ;

3° La récision ;

4° La compression ;

5° La ligature ;

6° L'électricité ;

7° L'écrasement linéaire.

Voyez venir les pauvres malades, réclamant les secours de la chirurgie, ils peuvent à peine se traîner tant ils sont épuisés par des hémorrhagies considérables, alternant avec des diarrhées abondantes ou écoulements de pus qui simulent la diarrhée. Toutes les ressources de l'art médical, de l'art pharmaceutique, ont été employées : lavements appropriés, laudanum, ratanhia, voire même le perchlorure de fer, utilisés et successivement délaissés, on s'aperçoit, mais trop tard, de leur inefficacité.

Que faire à cette terrible affection ?

Les topiques, *la compression, la ligature*, les caustiques, seraient impuissants ; on ne peut songer un seul instant à pratiquer l'excision. Le temps presse, le malade ne saurait supporter plus long-temps toutes ces pertes de sang, de pus, de muco-sités, il faut recourir à un moyen, prompt, éner-gique, qui supprime le mal à l'instant. Sera-ce *la ligature, l'incision, l'excision?* Mais ce serait peine inutile que de s'appliquer à démontrer que l'on doit à tout jamais renoncer à l'excision, à la ligature des tumeurs hémorrhoïdales; l'expérience et les faits se sont de plus en plus prononcés contre ces moyens. Des hémorrhagies foudroyantes, des phlébites con-sécutives de la plus grande gravité, des accidents nerveux fort redoutables ont convaincu les plus in-crédules des dangers attachés à ces modes de traite-ment, aujourd'hui délaissés. La saine pratique ran-gerait au nombre des chirurgiens imprudents ou arriérés ceux qui attaqueraient désormais des tu-meurs hémorrhoïdales avec le bistouri, les ciseaux ou la ligature. La compression partielle ou totale est aujourd'hui à peu près abandonnée. Nous exa-minerons, cependant, pour notre édification person-nelle et pour celle de notre lecteur, chacune de ces méthodes en particulier.

Restent les caustiques : celui de Filhos, la pâte de Canquoin, celle de Vienne, la potasse caustique, la solution concentrée d'azotate d'argent, le cautère actuel ou le fer rouge.

Non-seulement les caustiques sont tout aussi dou-

loureux, aussi impuissants que l'instrument tran-
chant, mais, de plus, ils sont *inintelligents*. Le bistouri, les ciseaux obéissent toujours à l'intelligence,
de la main qui les conduit, en est-il de même des
caustiques minéraux? non ; le chirurgien en sur-
veille moins bien l'action. Le caustique, plus ou
moins liquide, va, va; détruisant, désorganisant,
brûlant tout ce qu'il touche, fusant au loin, comme
la potasse caustique passant à côté du tissu malade
pour aller attaquer des parties saines. Il est vrai
que, pour l'application des caustiques, on a employé des procédés très-ingénieux, *de charmants
instruments*, mais qui n'en exposent pas moins les
malades à de sérieux accidents. La constriction du
mors de la pince, l'action du caustique en contact
avec le pédicule ou la base de la tumeur, déterminent une inflammation qui, de ces parties, peut
s'étendre à la muqueuse intestinale, encore saine,
et devenir la source de rétrécissement de l'anus,
d'inflammations, de résorptions purulentes mor-
telles. Témoin les deux observations suivantes que
rapporte M. le professeur Roux (*Union médicale*,
1853).

PREMIÈRE OBSERVATION

—

Hémorrhoïdes internes depuis vingt ans; cautérisation circulaire des pédicules; mort par résorption purulente.

Au lit 80 de la salle des blessés de l'hôpital de Brest, était couché le nommé Pecret, âgé de quarante-cinq ans, d'un tempérament lymphatique et d'une assez forte constitution; il était depuis vingt ans atteint d'hémorrhoïdes internes volumineuses, qui gênaient la défécation et causaient de très-vives douleurs. Dans les grands efforts, celles-ci franchissaient l'ouverture anale, s'étranglaient en quelque sorte, et s'offraient alors sous la forme de quatre tumeurs pédiculées, deux fessières droites, deux fessières gauches, du volume d'une grosse noisette chacune, d'un rouge foncé.

Le 4 juin 1852, leur pédicule fut saisi et serré à l'aide de deux pinces *porte-caustique* de M. Amussat. L'application du caustique de Vienne dura six minutes, pendant lesquelles un jet d'eau fut dirigé sur les parties, pour entraîner et dissoudre les parcelles de pâte échappées de la cannelure des pinces; une injection froide fut poussée dans le rectum, et le malade placé immédiatement dans un bain de siége.

Cette opération, pratiquée sans le secours de l'éthérisation, ne fut pas très-douloureuse, et le malade la supporta bien.

Le lendemain, les tumeurs étaient sensiblement noirâtres; il y avait de la douleur dans l'anus et dans le canal de l'urètre au moment de l'émission des urines.

Les jours suivants, les souffrances continuèrent à un moindre degré; les tumeurs se flétrirent et se détachèrent complétement le 10. Pendant tout ce temps, le malade fut mis à la demi-ration et à l'usage des bains de siége et des lavements émollients.

Du 11 au 18, le mieux fut plus grand encore; les douleurs cessèrent; la défécation, facile, ne provoqua qu'une seule fois l'écoulement de quelques gouttes de sang, et il ne restait plus qu'un gonflement modéré au bourrelet marginal de l'anus. Le malade n'avait jamais eu la fièvre un seul instant, et la guérison semblait désormais assurée, lorsque, le 18 au matin, l'opéré fut pris d'un frisson violent, prélude d'un accès qui dura vingt-quatre heures. Ces redoutables accès de fièvre se renouvelèrent presque tous les jours, malgré l'emploi immédiat et continu du sulfate de quinine à la dose d'un gramme.

Le malade succomba le 28 juin, vingt-six jours après l'opération.

DEUXIÈME OBSERVATION

—

**Hémorrhoïdes internes volumineuses; cautérisation circulaire
des pédicules; mort par résorption purulente.**

Depuis plusieurs années, le nommé Tomba, âgé
de quarante-quatre ans, était atteint d'hémorroïdes
internes qui gênaient la marche, rendaient la défécation difficile, et qui, s'échappant au dehors, for-
maient une tumeur d'un rouge livide, saignante et
très-douloureuse. Plusieurs fois ce malade était en-
tré à l'hôpital pour cette affection, qui lui rendait la
vie insupportable.

Le 24 novembre 1852, Tomba fut opéré sans
éthérisation préalable; les hémorrhoïdes, saillantes
à l'extérieur, furent saisies à leur pédicule à l'aide
de deux pinces porte-caustique, qui restèrent appliquées pendant sept minutes. Le jet continu d'eau
froide calma la douleur, qui cessa dans un bain de
siége.

Tout se passa bien jusqu'au 1er décembre; les tumeurs hémorrhoïdales s'étaient détachées, la défécation et l'excrétion urinaire se faisaient sans souffrance ; il n'y avait jamais eu de fièvre, et le malade, qui n'avait cessé d'être dans un état des plus satisfaisants, était toujours resté à la demi-ration.

Le 2, à 4 heures du matin, un frissonnement violent apparut tout à coup et fut suivi d'une chaleur intense et d'une sueur abondante ; le malade se plaignit de coliques. — Bouillon, vin sucré, sulfate de quinine, 1 gramme 50 centigrammes.

Les jours suivants, la fièvre continua avec des exacerbations irrégulières, que le sulfate de quinine ne modifia que faiblement ; la soif resta vive, la langue sèche, le pouls petit, l'oppression continue, ainsi que la chaleur de la peau ; il y eut quelques vomissements, quelques crachats rouillés ; enfin la prostration alla en augmentant, et le malade succomba le 19 au matin, vingt-six jours après avoir été opéré.

———————

CAUTÈRE ACTUEL OU FER ROUGF

—

Ce moyen, dernier effort que l'on puisse, que l'on doive tenter lorsque la vie est gravement compromise, expose néanmoins à une foule de dangers.

Le manuel opératoire, rappelant les scènes d'inquisition du moyen âge, n'est-il pas lui-même effrayant? Que devient le pauvre patient en présence de fourneaux remplis de charbons ardents, en présence de marteaux, de tenailles, de pinces à dissection, et cela avec six aides *seulement*, employés, les uns à aviver le feu, les autres à passer les fers rouges? Aussi voit-on souvent les malades tomber à cet aspect dans un délire nerveux dont on a peine à les retirer.

Nous ne parlerons pas des brûlures de la peau des fesses, du ténesme vésical, de la rétention d'urine, des hémorrhagies, de l'inflammation, de l'engorgement des ganglions inguinaux, du rétrécissement de l'anus, suites fatales de l'application du feu. L'hémorrhoïdaire peut s'estimer heureux lorsqu'il échappe à la mort à ce prix.

De l'incision des tumeurs ou tubercules hémorrhoïdaux.

Lorsque les hémorrhoïdes, négligées, abandonnées à elle-mêmes ou traitées empiriquement, sont dégénérées à ce point qu'il faille absolument couper sous peine de mort, l'incision des tumeurs pourra être pratiquée ; mais on ne doit jamais tenter d'opération chirurgicale sur des hémorrhoïdes actuellement enflammées, ou même compliquées de gastralgie ou de douleurs intestinales profondes ; on observera la même réserve pour celles qui seraient un peu trop volumineuses, et surmontées de paquets variqueux à des hauteurs considérables dans le rectum. En effet, si une hémorrhagie grave se déclarait après l'incision de ces tumeurs, leur point d'insertion élevé dans le rectum rendrait toute ligature impossible et empêcherait également l'emploi des caustiques ou de la compression. Quelquefois une incision avec la lancette ou le bistouri suffit pour donner issue au sang, à la suppuration qui les engorge ou pour extraire les caillots organisés en partie que l'on trouve presque toujours au milieu des principales tumeurs.

Pour procéder à cette incison, si les tumeurs sont internes et ne sont pas sorties de l'intestin, il faut prescrire au malade de se placer dans l'attitude de la défécation et de faire des efforts ordinaires. On aura eu soin d'évacuer les intestins quelques heures auparavant. Le chirurgien, saisissant les tumeurs les plus volumineuses entre le pouce et le doigt indicateur, les tend d'une manière suffisante, puis incise largement d'un seul coup de bistouri dans le sens de la longueur. On recommande avec soin d'inciser les tumeurs dans le sens de la longueur parce que la section transversale, outre qu'elle pourrait intéresser les tuniques de l'intestin, diviserait infailliblement des nerfs ou des vaisseaux sanguins, veines et artères, qu'il faut ménager à tout prix, sous peine d'une hémorrhagie grave, mortelle même. Cette incision longitudinale faite, la pression des doigts facilite la sortie des caillots sanguins, et l'écoulement de sang produit l'affaissement des tumeurs après la rétraction des parois hémorrhoïdales. L'opération n'est pas toujours complète, il faut encore souvent exciser à leur base, avec des ciseaux, des replis de la membrane muqueuse intestinale qui nécessairement, dans un temps plus ou moins rapproché, reproduiraient de nouvelles tumeurs. Si cette incision, qui paraît simple, de prime abord, procurait encore la guérison deux fois sur dix, nous comprendrions que le patient bravât les tortures inséparables d'une

telle opération pour se guérir, mais, outre que le
sujet, même entre des mains expérimentées, est ex-
posé aux chances malheureuses d'une hémorrhagie,
d'une inflammation grave qui peut envahir la masse
des intestins, il verra bientôt son mal, que le couteau n'enlève jamais d'un seul coup, repullulant
comme les sept têtes de l'hydre de la fable.

De l'excision des hémorrhoïdes.

L'excision des plis radiés de l'anus, méthode qui a
été appliquée pour la première fois par l'illustre Dupuytren au traitement de la chute ou prolapsus de
la membrane du rectum, a rarement produit de
bons effets, même entre les mains du maître. Aussi
douloureuse, aussi incertaine que l'incision, l'excision n'empêche jamais les kystes ou tumeurs de se
remplir de nouveau au bout d'un certain temps; aussi
ne considérons-nous ces deux moyens que comme
des palliatifs, palliatifs toujours douloureux, hérissés
de dangers, n'ayant jamais déterminé que peu ou
pas de guérisons. Nous allions dire que l'excision
n'avait jamais été suivie de guérison, nous nous
trompions, une fois elle fut couronnée d'un plein
succès entre les mains d'un chirurgien distingué,
qu'une mort prématurée vint enlever à la science, à
ses amis, au milieu de son triomphe, Bérard. Ce-

cas que nous rapportons ici est surtout remarquable
à ce double point de vue, que la guérison fut complète là où il n'y avait que chances de mort, et que,
depuis, le sujet à joui d'une santé florissante après
avoir été débarrassé de paquets hémorrhoïdaux considérables, ulcérés, squirrheux, donnant lieu à des
hémorrhagies quotidiennes.

Un homme de cinquante ans avait, depuis dix
ans, des hémorrhagies par le fondement, hémorrhagies qui revenaient à des époques régulières ; il y
avait en même temps un renversement complet de
la membrane muqueuse de l'intestin, entraînée par
des tumeurs hémorrhoïdales internes, ulcérées et
baignées d'un pus sanieux. Ce renversement s'effec-
tuait chaque fois que le malade faisait le plus petit
effort, pour aller à la selle, même pour marcher.
Épuisée par la suppuration et les hémorrhagies, la
constitution du malade était très-affaiblie et la peau
décolorée. Le décubitus horizontal, seul possible,
avait converti toute la région sacrée en une vaste
plaie. En présence d'un spectacle aussi navrant, et
sur les prières réitérées du moribond, Bérard, quoique désespérant, consentit à exciser non-seulement
les tumeurs, mais encore plusieurs plis radiés de
l'anus. Eh bien ! chose remarquable, non-seulement
le renversement de l'anus ne se reproduisit plus, non-
seulement la cicatrisation des plaies fut parfaite,
mais encore l'hémorrhagie cessa depuis le jour de

l'opération, et le malade, à l'aide de soins hygiéniques bien entendus, d'un régime substantiel et réparateur, de quelques préparations de fer et de quinquina, recouvra une santé parfaite, qui ne s'était pas démentie au bout de dix ans. Que diront les trembleurs de la suppression des hémorrhoïdes? Fallait-il abandonner ce malheureux homme au désespoir, à une mort certaine au bout de quelques jours? Devait-on craindre de troubler son bonheur, sa quiétude hémorrhoïdaire par une opération hardie, douloureuse, l'*ultima ratio*?

Avons-nous ici une suppression dans toute la force du terme, oui ou non?

A vous, lecteurs, de juger et de comparer.

De la compression des tumeurs et varices hémorrhoïdales.

Abandonnons un peu l'amphithéâtre, le bistouri, les ciseaux, le sang, qui ont pu, qui peuvent encore, dans de telles circonstances, avoir leur raison d'être, et voyons si la compression, méthode innocente, timide, a pu procurer quelque bien-être à l'hémorrhoïdaire. Il est facile de comprendre que, dans certains cas, on a pu tenter, au moyen de la compression, d'atrophier, de flétrir les humeurs hémorrhoïdales, et d'en amener ainsi la cure, mais ce traitement est aujourd'hui complétement abandonné, car,

outre que le lieu n'est point favorable à la compression, a dit Dupuytren, lorsque la nature des tumeurs,
leur siége ne s'opposeront pas à l'emploi de cette
méthode, on pourra obtenir un bien-être relatif
momentané, tant que durera la compression, mais
supprimé-t-on cette dernière, et l'on ne peut faire de
la compression toute sa vie, les tumeurs variqueuses,
un instant abattues, flétries, se remplissent de sang
et reprennent le volume qu'elles avaient quelques
heures avant la compression. La seule compression
que nous indiquerons au chapitre *Traitement* sera
une compression de tous les jours, légère, hygiénique, celle que l'on peut faire soi-même en se
servant habituellement de siéges un peu durs et bombés, au lieu de coussins en caoutchouc avec ou sans
trou au milieu.

De la ligature des tumeurs hémorrhoïdales.

Cette opération a été pratiquée dès la plus haute
antiquité, puisque Hippocrate recommande un fil de
laine pour la ligature des tumeurs hémorrhoïdales.
De nos jours encore, en Angleterre, on lui donne la
préférence à l'incision ou à l'excision. Mais, en
France, elle est aujourd'hui à peu près abandonnée,
à cause des symptômes graves d'étranglement ob-
servés par J. L. Petit, M. Velpeau et autres chirur-

giens recommandables. Ce qui avait surtout fait adopter, dans le principe, la ligature par les chirurgiens anglais Pott, Astley Cooper, Copland, Mayo et Burne, c'était surtout l'absence de toute complication grave d'hémorrhagie, et la mise en scène non moins effrayante du fer et du feu des autres modes d'opération. Mais telle n'est point l'opinion de la majorité des praticiens français en général, et la nôtre en particulier; pour nous, dans aucun cas, on ne doit recourir à la ligature pour l'extirpation des tumeurs hémorrhoïdales; aucune torture n'est comparable à celle qui résulte de la constriction de ces parties enflammées et douées d'une sensibilité extrême. La douleur, le froid d'un couteau que l'on entre, que l'on retourne dans un tissu vivant, et cela pendant trois, quatre ou cinq minutes que réclame une opération chirurgicale, sont des roses comparativement à cette amputation de vingt-quatre à soixante-douze heures d'une tumeur hémorrhoïdale par un fil de soie. On a vu l'application de la ligature sur des tumeurs hémorrhoïdales suivie d'accidents tétaniques, de tous les symptômes de la hernie étranglée, tels que péritonite, vomissements de matières stercorales, de la mort, en un mot. La section de la peau et de la poche hémorrhoïdale est toujours difficile par la ligature; dans beaucoup de cas il est impossible de l'appliquer, parce que la base de la tumeur est large et qu'il s'est formé un vaste épanchement dans la membrane interne du rectum. Effectivement, les tumeurs hémorrhoïdales à base pédiculée, où la ligature serait plus facile, sont très-rares. On a encore à craindre le développement d'une phlébite ou inflammation des veines, et toutes les conséquence de cette dangereuse maladie.

L'opération consiste à passer autour de la tumeur une ligature que l'on serre d'abord médiocrement, mais qui, de jour en jour, doit être serrée plus fortement, jusqu'à ce que la partie embrassée par la ligature soit tombée. Lorsqu'une tumeur hémorrhoïdale est située dans le rectum, où les veines sont très-grosses et pourraient saigner abondamment, et qu'elle doit être absolument enlevée, on place une ligature à la base, à l'aide d'une double canule, comme on le fait quelquefois pour les polypes utérins. Si la base de la tumeur est étroite, il vaut mieux la lier en masse; mais si cette base est large, on fera mieux de passer une aiguille armée d'une double ligature au milieu de la base de la tumeur, et d'en lier une partie d'un côté, et l'autre du côté opposé.

M. le professeur Bégin conseillait de pratiquer la ligature avec un fil de soie mince, que l'on serre fortement de manière à détruire complétement la circulation dans la tumeur, et d'enlever celle-ci au devant du fil. C'est, comme on le voit, un procédé mixte qui se compose à la fois de la ligature et de

l'excision. Pour nous résumer, la ligature, moins
effrayante de prime abord que l'incision ou l'excision, donnant peu ou pas d'hémorrhagie, doit être
rejetée quand même du domaine chirurgical, en
raison des accidents toujours redoutables, souvent
mortels, auxquels elle peut donner lieu.

DE L'ÉLECTRICITÉ

Comme agent caustique appliqué à la destruction des tumeurs hémorrhoïdales.

Il n'est pas surprenant qu'à la première annonce des merveilleux effets du fluide électrique sur nos organes, nos sens, on se soit laissé entraîner à de flatteuses espérances sur la puissance de cet agent dans le traitement de toutes nos maladies. Dès l'origine on l'employa dans tous les cas de lésion de la locomotion et de la sensibilité, sans distinction de nature ni de cause, et cette manière de procéder n'a pas dû être étrangère au peu de constance des résultats obtenus.

Les nombreux ouvrages publiés sur ce sujet depuis cinquante ans sont remplis d'exemples de guérison de toute espèce de maladies; il est malheureusement à regretter qu'une bonne foi rigoureuse n'ait pas toujours présidé à la rédaction de ces écrits. Ce n'est pas servir la science que de dissimuler les tentatives imparfaites ou malheureuses, sans lesquelles il est impossible d'établir, avec les succès, cette balance indispensable pour fixer le degré de confiance que mérite un agent thérapeutique. L'électricité et ses différentes applications médicales ou chirurgicales, telles que *l'électro-puncture* ou *galvano-puncture, les pointes, les chocs, les frictions*, ont guéri toutes les maladies, depuis l'hypertrophie du cœur jusqu'aux cors aux pieds ; aussi a-t-on cru devoir appliquer les décharges électriques aux tumeurs hémorrhoïdales pour en déterminer la flétrissure puis la mortification. Rien de plus simple, de plus benin, de plus ingénieux, au dire des Mesmer de nos jours.

On enfonce dans les tumeurs hémorrhoïdales rouges, enflammées, douloureuses, de grandes et belles aiguilles longues de deux à trois pouces ; ces aiguilles, dont la tête est munie d'une ouverture, y reçoivent un des conducteurs de la machine électrique ou de la pile, et le tour est fait.

Le courant électrique coagule les liquides, incendie les tumeurs. Peu importent les horribles exacerbations de douleurs, peu importe le transport au cerveau, le tétanos, c'est une application de plus de l'électricité.

De l'écrasement linéaire des tumeurs hémorrhoïdales.

Il ne nous reste plus à examiner qu'un seul procédé chirurgical mis en usage dans ces dernières années par un de nos jeunes et savants chirurgiens, M. le professeur Chassaignac.

Cette méthode, dite d'écrasement linéaire, est un moyen de section, de division, qui agit en *écrasant,* en divisant les tissus à l'aide d'une pression considérable. Le mode d'action de l'écraseur linéaire est celui de la ligature, avec cette différence que l'on obtient par celui-ci, en quelques minutes, la section que l'on attend plusieurs jours de la ligature. Ce procédé, ainsi que la ligature, expose à peu ou pas d'hémorrhagies, mais il est tout aussi douloureux et peut déterminer de graves accidents, comme cette dernière. Comme la ligature, on ne peut, on ne doit appliquer l'écrasement linéaire qu'à la dernière extrémité et lorsque les tumeurs hémorrhoïdales situées tout à l'extrémité de l'intestin rectum peuvent être facilement saisies avec les doigts.

En outre, ce procédé, qui réclame pour son application des mains exercées, est encore de date trop récente pour que nous nous permettions de porter un jugement définitif sur les résultats acquis.

Nous lisions, il y a une dizaine d'années, dans le *Bulletin de Thérapeutique,* un fait médical rapporté par M. le docteur Gallier, de Marseille, qui frappa vivement notre attention, éveillée depuis quelque temps déjà sur la nature des hémorrhoïdes et leur curabilité. Un courtier de Marseille était atteint, depuis six ans, d'hémorrhoïdes, contre lesquelles régime, bains, sangsues, lavements et liniments de tous genres avaient été employés en vain. Le patient était résigné à souffrir, et il payait largement sa dette douloureuse, surtout lorsqu'il allait à la garde-robe. L'examen et l'exploration de l'anus avec le doigt faisaient constater l'existence, chez le malade, d'un paquet hémorrhoïdal du volume du poing, divisé en deux par un sillon profond : la muqueuse était d'un rouge érysipélateux avec suppuration fétide, effet produit tant par la nature du mal que par l'application d'un sachet de grès, seul moyen qui procurait un peu de soulagement.

Ce fut en vain que le médecin proposa la cautérisation au fer rouge, avec les caustiques, tous ces moyens furent rejetés par le malade. C'est alors que l'idée vint à notre confrère d'essayer du collodion, récemment découvert : il pensait, et avec juste raison, comme le fait le lui démontra plus tard, que l'éther du collodion pouvait, d'une part, assurer une cautérisation légère, et qu'une fois l'éther évaporé, la couche de collodion desséché agirait comme moyen de compression, de réduction, de résolution de la tumeur. On appliqua donc, au moyen des barbes d'une plume, une forte couche de collodion sur toute la tumeur, à l'exception du centre, afin de ne pas mettre d'obstacle à l'expulsion des matières fécales. Cette application causa une douleur très-vive ; mais, au bout de vingt minutes, cette douleur cessa. La nuit suivante fut bonne, ce qui n'était pas arrivé depuis dix jours. Deux nouvelles applications de collodion furent faites, et, à partir de ce moment, l'état du malade n'a cessé d'être excellent ; depuis nous fûmes à même de vérifier ce fait, et d'appliquer, pour notre compte, plusieurs fois le collodion, tantôt avec succès, tantôt sans résultat bien appréciable, mais toujours avec des douleurs cuisantes, atroces, pendant vingt minutes, une demi-heure, ce qui nous engagea à renoncer à peu près à l'emploi du collodion. Cependant, en face de la nécessité d'une opération sanglante, nous n'hésiterions pas à essayer encore l'emploi du collodion, qui ne peut jamais être suivi d'accidents, et sauvera peut-être le malade du couteau, des ciseaux.

TRAITEMENT

**Des affections hémorrhoïdales, tumeurs, hémorrhagies, etc.,
par l'emploi des préparations de scordium.**

Nous avons essayé d'esquisser, d'indiquer rapidement les différents moyens opératoires imaginés pour guérir l'affection hémorrhoïdale. Si nous avons abordé sommairement ce sujet, c'est que la peinture, le tableau sont, à notre avis, par trop sombres pour y jeter des lueurs qui en éclaireraient davantage la triste réalité. Nous avons essayé de faire passer notre conviction profonde dans l'esprit de nos lecteurs; nous avons voulu surtout qu'il fût bien établi, bien évident pour chacun, et cela non d'après notre expérience, mais sur l'avis unanime des chirurgiens les plus distingués, que *la suppression des hémor-rhoïdes n'est qu'un mot, qu'un préjugé*, dont le temps a fait aujourd'hui justice. Cette opinion est appuyée sur des faits si concluants, si palpables, que l'ignorance ou une ignoble spéculation seules pour-

raient s'insurger contre la majorité des chirurgiens
dont les noms ont fait et font encore la gloire des
temps passés et présents.

Eh bien ! cette affreuse maladie, cette infirmité
si commune, dont on ne triomphait autrefois qu'à
l'aide de moyens douloureux, incertains, souvent
suivis de mort, peut aujourd'hni être combattue,
jugulée par une médication végétale naturelle, facile, et, par-dessus tout, nous dirons exempte de
dangers. *Quelques pilules de poudre de scordium
composée,* et il n'est plus question d'hémorrhoïdes ;
les douleurs, l'hémorrhagie ont disparu comme par
enchantement. La joie, l'espérance renaissent dans
le cœur du pauvre malade. Quelques semaines de ce
traitement déjà si efficace, et les accidents redoutables des hémorrhoïdes dégénérées ne sont plus à
craindre. La guérison est parfaite. Vous doutez ?
essayez ; trois ou quatre jours au plus du traitement
vous auront bientôt édifié sur sa valeur. Cette médication est simple, naturelle, jouissant d'une innocuité complète. Essayez ; vous risquez, tout au plus,
de perdre trois ou quatre jours. Combien de traitements infructueux ont été et sont encore suivis avec
un soin, une constance dignes d'un meilleur sort, et
cela pendant des semaines, des mois, des années
entières !

Le doute, l'hésitation, ne sont plus permis ; entre
une perte de temps de quatre jours et la guérison ,

nous oserions dire certaine, le choix est tout indiqué.

Lorsque les hémorrhoïdes enflammées donnent lieu soit à des douleurs avec ou sans hémorrhagie, soit à un écoulement de mucosités filantes de matières quelconques, on fait usage, matin et soir : le matin deux heures avant de manger, et le soir trois heures après avoir mangé, de huit pilules de scordium : quatre pilules n° 1 le matin, et quatre n° 2 le soir.

Continuer de cette manière jusqu'à parfaite guérison. S'il existe au pourtour de l'anus, ce qui est, du reste, assez fréquent, quelques tumeurs, fissures ou boutons, accompagnés ou non de suppuration, il est indispensable de faire, matin et soir, sur ces parties, une onction légère avec gros comme un petit pois vert, une lentille, de *la pommade de bourgeons de peuplier au scordium*. Cette pratique procure un calme immédiat, et, sous l'influence de ces moyens combinés, se flétrissent bientôt, pour disparaître complétement, les tumeurs ou tubercules les plus volumineux.

Voilà tout le traitement, simple, naturel, à la portée de tout le monde (1), traitement qui pro-

(1) Nous disons à la portée de tout le monde, car, selon notre habitude, sur la recommandation de MM. les ecclésiastiques, maires ou administrateurs des bureaux de bienfaisance, nous nous empresserons toujours de mettre à la disposition des pauvres tout ce dont ils pourraient avoir besoin.

curera infailliblement une guérison à l'abri de récidives fâcheuses, en un laps de temps plus ou moins long, suivant que la maladie est de date récente ou ancienne.

TRAITEMENT DES COMPLICATIONS

En lisant le chapitre précédent on voit combien
est simple le traitement de l'affection hémorrhoïdale
telle qu'elle s'offre le plus souvent. Quelques pilules de poudres de scordium, matin et soir ; une
légère application d'onguent aux bourgeons de peuplier avec scordium sur les tumeurs externes, s'il
en existe, et tout est fini ; au bout de quatre ou six
jours, douleurs hémorrhoïdales, hémorrhagie ont
disparu, et quelques semaines suffisent à amener
la flétrissure complète des tumeurs ou tubercules.
Malheureusement les hémorrhoïdes ne se présentent
pas toujours avec cette apparence de bénignité, et
souvent l'on a à combattre des complications plus
ou moins graves ; nous nous étendrons avec soin
sur ces complications et sur les moyens médicaux
qu'elles réclament : nous avons, en agissant ainsi,

l'intime conviction de rendre service à plusieurs de nos lecteurs, qui peuvent ne pas avoir sous la main un bon praticien, le médecin de leur choix.

Ces complications sont :

Le gonflement des tumeurs,

Les douleurs aiguës ;

La colique hémorrhoïdale ;

L'hémorrhagie exagérée ;

Le prolapsus (la chute des tumeurs internes du rectum), du rectum lui-même ;

L'étranglement et *la gangrène* des tumeurs.

Nous consacrerons un chapitre particulier à chacune de ces complications et aux soins qu'elle réclame.

DES TUMEURS HÉMORRHOIDALES

—

Ce n'est pas seulement lorsque le flux hémorrhoïdal se supprime, ou quand il devient excessif, qu'il
se manifeste des symptômes plus ou moins fâcheux,
il en survient encore lorsque les tumeurs hémorrhoïdales ne répandent jamais de sang, et surtout
quand elles sont le siége de congestions sanguines
considérables, ou que les douleurs qu'on éprouve à
l'anus ou dans le rectum sont très-supportables; de
sorte que les malades n'y font pas beaucoup d'atten
tion et vaquent à leurs affaires comme si rien n'était;
mais, dans la plupart des circonstances où les douleurs sont extrêmement vives, les tumeurs hémorrhoïdales se gonflent, paraissent tendues et reni-
tentes; le sang y afflue en si grande abondance,
qu'elles prennent en peu de temps une couleur vio-
lette et même noirâtre. Les malades ne peuvent jouir

d'un instant de repos, soit dans la nuit, soit durant le jour; ils s'agitent et se tourmentent sans cesse. S'ils s'asseyent, ils se lèvent le moment d'après, pour s'asseoir de nouveau l'instant qui suit. S'ils marchent, ils sont bientôt forcés de s'arrêter, parce que le moindre frottement des fesses, ou de la chemise sur les tumeurs hémorrhoïdales, devient un supplice cruel.

Mais c'est principalement lorsque la tuméfaction des tubercules hémorrhoïdaux est portée jusqu'au point d'oblitérer l'anus ou l'intérieur du rectum, et d'empêcher presque entièrement l'issue des matières fécales, que les douleurs sont on ne peut plus violentes. Dans ce cas, la digestion s'altère plus ou moins, la bouche devient pâteuse, amère, sèche ; l'appétit se perd, l'estomac fait mal ses fonctions; la constipation devient de plus en plus opiniâtre ; les malades redoutent le moment d'aller à la garde-robe, et, quand ils y vont, ils rendent des excréments arrondis ou aplatis comme des fragments de ver solitaire, comme des cordons ou lacets plats. C'est alors que se forment des abcès, soit dans le corps même des tumeurs hémorrhoïdales, soit dans le tissu cellulaire qui avoisine ou entoure l'intestin rectum, d'où résulte, si l'on n'y remédie à temps, le décollement de cet intestin, à cause de la suppuration, qui est d'autant plus copieuse que l'inflammation a son siége dans un endroit où le tissu cellulaire (aliment par excel-

lence de la suppuration) est extrêmement abondant.
Lorsque le gonflement, l'inflammation qui en résultent sont très-forts, nous avons vu les mêmes parties tomber en gangrène, et les malades en proie à
une foule de symptômes fâcheux. Notre expérience
nous a prouvé, de plus, qu'une grande partie des
chutes du rectum, des squirrhes du même intestin,
et des fistules stercorales ne reconnaissent d'autre
cause que les hémorrhoïdes.

Le gonflement de tumeurs dures, engorgées et
douloureuses, donne-t-il lieu à des souffrances intolérables avec ou sans irradiation vers l'utérus ou
la vessie : en continuant avec soin l'usage des pilules
de scordium, on pourra en aider l'action bienfaisante
et douce par des bains, des cataplasmes ou des lotions
narcotiques telles que farine de lin, guimauve, pavots
et même morelle, belladone ou jusquiame. Si l'ulcération n'était pas encore produite, une onction légère d'onguent de bourgeons de peuplier au scordium,
mélangé de moitié beurre frais, procurera un bien-
être immédiat. On aura soin même d'en faire pénétrer un peu, soit à l'aide d'un pinceau ou du petit
doigt, dans l'anus et dans les sillons profonds qui sé-
parent les tumeurs. Beaucoup d'auteurs, et entre autres Schumacker et Récamier, recommandent, dans
ces circonstances, une saignée locale, soit au moyen
de sangsues, soit au moyen de la lancette. Nous nous
sommes expliqué à la page 84 sur les dangers que

peut déterminer l'application de sangsues, nous n'y reviendrons pas davantage. Quant aux mouchetures avéc la lancette nous les croyons tout aussi douloureuses que la morsure des sangsues et présentant les mêmes dangers. Si l'on devait avoir recours aux sangsues, si l'homme de l'art jugeait, eu égard aux circonstances, leur application impérieuse, nécessaire, on aura toujours le soin de les appliquer à une certaine distance de la tumeur, du point congestionné.

Ces deux opérations sont également à rejeter, d'autant plus que les hémorrhoïdes seraient le siége d'une inflammation intense, que l'on s'exposerait alors à augmenter. C'est dans ce cas surtout, où la congestion hémorrhoïdale se présente avec les traits d'une vive inflammation, accompagnée de réaction fébrile, que la saignée est particulièrement indiquée. Ce gonflement tient à des causes différentes : il peut être le résultat d'une congestion active, ou bien d'une simple compression mécanique, sans mouvement fluxionnaire.

Cette distinction est très-importante au point de vue de l'emploi des moyens thérapeutiques. Dans la congestion active à réaction fébrile, en même temps que l'on pratiquerait une saignée générale, on pourrait aussi employer les ventouses scarifiées, que l'on appliquerait alors entre les deux épaules, comme moyen révulsif.

Les bains de siége frais, les fomentations émollientes seront d'une grande utilité. La diète est parfois nécessaire ; les boissons rafraîchissantes, telles que limonades, eau de Seltz, sirops de groseilles, d'orgeat, de vinaigre framboisé, seront avantageusement associées au traitement des pilules de scordium.

Le gonflement des tumeurs hémorrhoïdales sans réaction inflammatoire est, en général, le résultat de la compression ou d'une cause mécanique quelconque. La première indication à remplir est de combattre la cause de la compression. Si elle est due à une tumeur de la prostate, de la vessie, à une grossesse (cause fréquente d'hémorrhoïdes chez la femme), les antiphlogistiques, les bains, les remèdes émollients seront d'un grand secours. Si cette compression est le résultat d'une constipation opiniâtre, comme cela arrive le plus souvent, on devra surtout combattre cette dernière à l'aide de purgatifs doux, tels que huile de ricin, limonade purgative au citrate de magnésie, eaux de Sedlitz, de Pullna, ou manne en larmes.

Cette indication remplie, on pourra, au moyen de pressions douces, continues, les doigts imprégnés d'onguent de bourgeons de peuplier au scordium, ramener les tumeurs à leur volume normal, et les réduire en leur faisant franchir le sphincter anal ; mais il est nécessaire, dans ce dernier cas, de procéder avec beaucoup de douceur, de cesser même de stériles efforts de réduction, autrement les manipulations violentes, le pétrissage des tumeurs pourraient faire naître de graves désordres.

Les lavements froids, astringents, toniques, les applications de glace, faciliteront beaucoup la réduction.

Pour empêcher l'accident de se reproduire, le malade devra éviter la cause qui l'a produit, en maintenant le ventre libre, en évitant la marche, les stations debout prolongées.

TRAITEMENT

Des douleurs aiguës qui peuvent accompagner l'affection hémorrhoïdale.

Si la douleur est produite par le gonflement des tumeurs, on suivra le traitement ci-dessus; néanmoins, lorsque la douleur est très-vive sans que la congestion soit intense, et que les moyens simples indiqués plus haut ne suffisent pas, on a recours alors à diverses applications locales. Les topiques employés dans ces cas par différents auteurs ont des propriétés si diamétralement opposées les unes aux autres, puisque les uns sont adoucissants ou narcotiques, tandis que les autres sont de nature irritante, qu'il est impossible à tout homme sérieux d'accepter toutes ces panacées autrement que sous bénéfice d'inventaire.

Parmi ces auteurs, les uns, tels que Ward ou Burne, conseilleront un opiat de poivre noir, un purgatif drastique, des pilules de piment, de poivre

de Cayenne, une pommade à l'ellébore noir, voire
même un pinceau ou plutôt une étrille chimique;
d'autres, au contraire, emploient avec succès, notre
expérience personnelle nous l'a démontré souvent,
des cataplasmes émollients sédatifs, des liniments
opiacés et chloroformisés, des topiques avec la belladone et la jusquiame. Ce qui produit un effet réellement avantageux dans le cas de douleurs violentes,
c'est l'administration, une fois ou deux par jour,
d'un demi-lavement d'eau froide, additionné de six
à huit gouttes de laudanum de Sydenham. On ne
doit pas oublier d'associer à ce moyen les lotions
d'eau froide, l'attitude horizontale autant que possible, l'usage des aliments doux et légers.

DE LA COLIQUE HÉMORRHOIDALE

L'affection hémorrhoïdale offre assez souvent,
dans sa marche, une série de symptômes constants.
La congestion se produit d'abord vers le rectum,
puis à cette congestion succède une hémorrhagie.
Si l'hémorrhagie se fait avec une juste mesure,
en temps et lieu convenables, la maladie est jugée,
elle parcourt d'une manière normale ses périodes
d'accroissement et de déclin ; si elle ne se fait pas,
ou si l'effort vital qui la doit déterminer se porte
sur un autre point, on voit survenir des accidents.

L'accident le plus remarquable qui se produit
dans ce dernier cas est la colique hémorrhoïdale.
Stoll indique avec concision et netteté le mécanisme
qui la produit. Les veines hémorrhoïdales, dit-il, se
gonflent, deviennent turgescentes, et le sang, ne pouvant s'échapper, devient stagnant, et distend bientôt,

par simple régurgitation, tout le système veineux de l'abdomen. Cette colique, selon lui, devrait plutôt être appelée *colique de sang*. Quel que soit le mécanisme qui donne lieu à la colique hémorrhoïdale, sa physionomie est tellement tranchée, qu'il serait difficile de la confondre avec toute autre. C'est ainsi qu'on ne la rencontre que chez des sujets réellement hémorrhoïdaires, à cette époque de la vie où l'on peut observer les affections hémorrhoïdales ; qu'elle ne se montre que lorsque l'hémorrhagie ne s'est pas produite, ou quand elle s'est arrêtée ; et que son rétablissement la guérit promptement.

La colique hémorrhoïdale est d'autant plus douloureuse, que le malade était plus habitué à l'hémorrhagie et que le flux est entravé. Lorsqu'une fièvre intense l'accompagne, on peut pratiquer une saignée générale. On peut encore avoir recours à des ventouses sèches et scarifiées sur les cuisses, qui produisent assez souvent une révulsion salutaire. Quelques cataplasmes de farine de graine de lin et racine de guimauve arrosés de laudanum de Sydenham, de baume tranquille, procureront du calme au malade, auquel on prescrit immédiatement un régime très-léger et végétal, des boissons gommeuses adoucissantes, quelques tasses de lait coupé ou mieux de petit-lait. On donne pour nourriture quelques potages légers de riz ou de gruau, ou encore des œufs très-frais et à la coque ; nous insisterons ici sur l'usage de boissons délayantes et acidulées de fruits rouges, groseilles, cerises, épine-vinette, grenades, framboises. On aura soin d'ajouter dans ces tisanes, essentiellement tempérantes, de l'azotate de potasse ou sel de nitre un gramme par litre. Le sel de nitre est tellement bien indiqué dans cette circonstance, que quelquefois il suffit seul pour calmer les douleurs abdominales. Nous avons été témoin plusieurs fois des bons effets de ce sel, que Sthal avait tellement en prédilection, qu'il le préférait à tous les autres médicaments.

Nous recommandons encore l'usage de cataplasmes spéciaux, eu égard à la sensibilité exagérée du ventre, dans la colique hémorrhoïdale ; on devra abandonner pendant quelque temps l'usage des farines de lin qui, parfois, peuvent déterminer de l'érythème et même de l'érysipèle. On remplacera les cataplasmes de farine de lin par des cataplasmes de mie de pain bien cuite dans du lait, ou d'empois, d'amidon cuit en consistance de bouillie très-claire. Ces épithèmes ou cataplasmes doivent être changés souvent ; car, outre qu'ils perdent leur humidité bienfaisante promptement, ils ont l'inconvénient de passer à l'aigre. Nous n'avons pas besoin d'ajouter que tous les cataplasmes doivent être appliqués tièdes, si l'on veut obtenir un effet plus prompt et plus efficace. Les bains de siége ou les bains généraux tièdes et préparés avec les plantes émollientes, telles que feuilles de mauve ou guimauve, de pariétaire, de molène ou bouillon blanc, trouvent leur application dans les cas où les douleurs abdominales sont très-vives, et quand les tubercules hémorrhoïdaux ne fluent pas ou ne fluent que très-difficilement. D'une part, en effet, leur action s'exerce directement sur les tumeurs hémorrhoïdales irritées, tendues et douloureuses, tandis que, d'un autre côté, l'eau pénètre dans le torrent de la circulation et tempère la chaleur âcre, mordicante, du sang, de la peau.

Les lavements de même nature, c'est-à-dire émollients ou calmants, conviennent aussi lorsque les malades sont constipés et qu'ils rendent les matières fécales avec de vives douleurs. Si les tumeurs hémorrhoïdales sont implantées dans le rectum, si elles sont développées au point qu'elles ferment l'orifice anal, c'est alors que l'on usera des plus grandes précautions pour l'introduction de la canule, imprégnée d'un corps gras, et de forme olivaire, plutôt que pointue, pour ne rien léser et éviter de grandes douleurs au pauvre patient. Bien que l'on ait souvent recommandé l'usage interne des narcotiques, et particulièrement de l'opium, pour calmer la colique et les douleurs hémorrhoïdales, nous engagerons les malades à n'employer ces sortes de médicaments qu'avec une extrême réserve, parce que leur action peut produire des effets plus ou moins alarmants;

c'est-à-dire que l'usage intempestif de l'opium (*et
le médecin est seul juge de son emploi*) peut, dans
certaines circonstances, déterminer soit le sphacèle
des parties enflammées, soit une congestion vers le
cerveau.

TRAITEMENT DE L'HÉMORRHAGIE EXAGÉRÉE

Le flux hémorrhoïdal sanguin, peu abondant dans la majorité des cas et disparaissant facilement en quelques jours sous l'influence seule *des pilules de poudre de scordium*, peut devenir tout à coup excessif sans cause appréciable, et donner lieu à différents accidents, sueurs froides, grande débilité, syncopes, convulsions, et même à une issue funeste.

On doit tâcher d'arrêter cette hémorrhagie au plus tôt, parce que, abandonné à lui-même, ce flux pourrait faire périr le malade. Outre les préparations de scordium, dont on doit toujours faire usage quoi qu'il arrive, et en augmentant successivement les doses jusqu'à vingt pilules par jour, il existe encore d'autres indications générales de thérapeutique que l'on suivra simultanément. Ces indications varient non-seulement suivant que l'hémorrhagie est de nature *active* ou *passive*, mais encore selon les causes de l'hémorrhagie, selon le siége qu'elle occupe.

C'est faute d'avoir bien étudié les causes de la maladie hémorrhoïdale que nombre de médecins, très-recommandables d'ailleurs, ont établi, sans restriction, des principes généraux hémostatiques, qui ne sont applicables que dans quelques cas particuliers. C'est ainsi que les uns prétendent que, dans toutes les circonstances où le flux hémorrhoïdal sanguin est excessif, on doit commencer par pratiquer une saignée générale *quand même ;* peu leur importe que le sujet soit faible, exsangue, entièrement débilité par des hémorrhagies successives, *ils saignent toujours.* D'autres médecins excluent ou rejettent entièrement la saignée générale et même celle locale, sous prétexte que la soustraction du sang affaiblit trop les forces vitales et favorise, par conséquent, l'hémorrhagie. Que le malade soit très-robuste et d'un tempérament sanguin, que son pouls présente de la force et de la variété, qu'il y ait même quelques symptômes de congestion cérébrale, peu leur importe, ils sont *de ceux qui ne saignent jamais.*

A notre avis, ces méthodes de *parti pris*, ces indications systématiques sont également mauvaises ; car il est évident que la saignée peut être très-salutaire chez certains sujets, tandis que chez d'autres elle peut devenir dangereuse et même funeste ; il s'agit seulement de distinguer et de pratiquer la saignée franche-

mént ou de la rejeter tout à fait, selon que l'hémorrhagie est *active* ou n'a lieu, au contraire, que par
passivité.

Quand l'hémorrhagie est très-abondante, il est nécessaire d'user d'abord du remède que nous ne craignons pas d'appeler spécifique des hémorrhoïdes,
des *pilules de scordium.*

Le malade prendra, au début, huit pilules par
jour, quatre le matin n° 1 et quatre le soir n° 2, c'est-à-
dire les plus fortes. Si l'hémorrhagie n'était pas sensiblement modérée au bout de quarante huit heures,
la dose des pilules pourra successivement être augmenté et portée jusqu'à vingt pilules par vingt-quatre
heures, et cela sans inconvénients. En outre, le malade doit se tenir tranquille de corps et d'esprit, et se
coucher dans une position horizontale. La personne
chargée de donner des soins au malade veillera à
ce qu'il garde bien le lit, qui doit, dans cette circonstance, offrir une disposition toute particulière. C'est
ainsi que, sans être trop dur, au point de rendre le
décubitus horizontal douloureux à la longue, le lit ne
sera pas trop mou, laissant le malade s'enfoncer dans
la plume et le duvet à perte de vue. On comprendra, en effet, que le rectum et les parties de la génération se trouveraient trop chauffés, et que le sang,
les liquides y afflueraient en abondance; d'où résulterait certainement la recrudescence de l'hémorrhagie,
et d'autres symptômes plus ou moins alarmants.

Il sera avantageux de coucher le malade sur un ou deux matelas un peu fermes, ou mieux encore sur un sommier de crin, si l'on en a à sa disposition. Les pieds seront un peu plus élevés que la tête; on pourra même appliquer sous le siége un petit coussin de paille d'avoine qui, tout en élevant cette partie, absorbe encore le sang.

Si le malade était très-robuste et d'un tempérament sanguin, à face colorée, si son pouls était fréquent et dur, et que l'on observât quelques symptômes de congestion céphalique, il serait bon, en attendant l'action hémostatique des pilules de scordium, de pratiquer une saignée du bras, dont l'abondance serait calculée sur l'état des forces vitales. A ces moyens on joindrait l'exposition à un air frais, l'usage des boissons froides et acidulées avec eau de seltz, sirop de limon, d'orange, d'épine-vinette ou de grenades; la limonade sulfurique, quelques gouttes d'eau de Rabel dans une tisane froide de ratanhia ou de cachou seraient encore d'une grande utilité.

Si le traitement simple que nous indiquons ne suffisait pas à arrêter promptement l'hémorrhagie, on aurait alors recours aux sinapismes, aux ventouses sèches ou scarifiées. On administrerait également des lavements d'abord sédatifs et quelque peu astringents, avec pavot ou laudanum, racine de guimauve et amidon, pour recourir ensuite, s'il était nécessaire, à des lavements astringents, coagulants même, tels que lavements avec addition d'acétate d'alumine, de nitrate d'argent ou de perchlorure de fer.

Dans ces circonstances on obtiendra encore d'ex-cellents effets de l'eau froide et même de la glace pilée, appliquée sur la région pubienne et à la partie interne et supérieure des cuisses. La sensation vive que ces sortes d'applications procurent resserre tous les pores et vaisseaux sanguins ; mais l'hé-morrhagie reparaîtrait bientôt, une fois le saisissement produit par le froid, disparu. Nous recommanderons donc instamment aux personnes chargées de donner leurs soins aux hémorrhoïdaires pendant une hémorrhagie grave, de continuer *scrupuleusement, à chaque instant*, les applications de glace ou d'eau froide jugées nécessaires, jusqu'à la disparition de l'hémorrhagie, sous peine de voir cette dernière redoubler d'intensité par suite de la mauvaise application ou de la suspension intempestive du froid. Lorsque le flux hémorrhagique excessif s'accompagne d'une douleur vive, lancinante, du rectum, quoiqu'il n'y ait pas d'inflammation intense, quelques cuillerées d'une potion opiacée avec addition de camphre et d'éther sulfurique procureront beaucoup de calme au malade en diminuant la sensibilité et l'irritabilité de l'intestin.

L'hémorrhagie peut quelquefois provenir des tumeurs hémorrhoïdales externes, quoique ce fait soit

très-rare. Dans ces circonstances, le médecin sera
plutôt maître de l'hémorrhagie en faisant des applications de compresses imprégnées soit du liquide
hémostatique de Pagliari, soit de perchlorure de fer.
La cautérisation avec le crayon de nitrate d'argent,
un peu plus douloureuse, il est vrai, produirait le
même effet. L'intestin rectum peut être distendu par
des matières fécales accumulées et favoriser encore
l'hémorrhagie; alors nous n'hésiterons pas à prescrire un purgatif léger, qui sollicite doucement, d'une
part, la sortie des matières fécales, en facilitant, d'un
autre côté, une légère astriction de l'intestin, qui revient sur lui-même.

Le purgatif par excellence, dans les conditions ac-
tuelles, est une légère décoction de rhubarbe et séné,
additionnée de crème de tartre soluble.

Les auteurs allemands, Frédéric Hoffmann, Bor-
richiat, entre autres, prétendent que la rhubarbe est
le purgatif des hémorrhoïdaires. Ils ont remarqué
que les malades perdaient moins de sang pendant
l'usage de cette purgation. Si l'hémorrhagie se manifeste chez des malades faibles, délicats, épuisés
par de longues maladies, par la diarrhée ou des
pertes réitérées, elle est excessivement défavorable,
d'autant plus qu'elle augmente encore la faiblesse
du malade.

L'écoulement sanguin passif survient fréquemment, comme nous l'avons dit, sans être annoncé

par des phénomènes précurseurs; et quand le *molimen* ou effort hémorrhagique existe, il est si faible
et si impuissant que les malades le ressentent à peine.
Le flux hémorrhoïdal qui survient, non-seulement
ne soulage point le malade, mais encore il aggrave
son état actuel, et cela en raison directe de sa faiblesse, de son état anémique. Ainsi, chez le lymphatique, dont la fibre est lâche et ramollie, chez lequel
le sang est pâle et aqueux, et très-peu consistant,
s'il se déclare une hémorrhagie, elle sera constamment passive et dépendant, non d'un effort intérieur,
ainsi qu'on le remarque souvent dans le flux hémorrhoïdale actif), mais bien de l'état atonique du système capillaire artériel.

Il est donc de toute nécessité, lorsqu'on a acquis
la certitude que l'hémorrhagie anale est de nature
passive, de faire en sorte de l'arrêter, quelle qu'elle
soit, excessive ou réduite seulement à quelques ta-
ches. Le traitement doit être tonique ou excitant, et
le régime fortifiant et analeptique.

Les boissons qu'il est nécessaire de mettre en
usage sont celles qui ont la propriété de ranimer les
forces vitales languissantes, de donner du ton et de
resserrer les fibres organiques. Les vins vieux de
Bordeaux ou du Roussillon, les vins d'Espagne et les
vins médicinaux, tels que le vin de quinquina jaune
dit royal, le vin diurétique amer de la Charité, sont
très-bien indiqués. Les eaux minérales acidulées fer-

rugineuses, comme celles de Pougues, ainsi que l'a
démontré notre spirituel et savant confrère, M. Fé-
lix Roubaud; celles de Bussang, de Spa, et celles qui
contiennent une certaine quantité de soufre, telles
que les eaux d'Enghien, de Bagnères, de Bonnes, etc.,
n'ont jamais de meilleurs effets que dans les cas où
il s'agit de relever les forces languissantes.

On peut encore employer avec succès une foule
de substances dont l'action est éminemment corro-
borative et fortifiante ; tels sont le quina jaune royal,
le quassia amara, le colombo, la gentiane, la petite
centaurée.

Ces substances impriment aux organes plus de
consistance et de fermeté; elles donnent aux vaisseaux capillaires la force, la résistance nécessaires
pour soutenir le choc du sang, qui tend sans cesse à
s'extravaser.

Mais c'est spécialement sur le système gastro-in-
testinal que leur vertu tonique s'exerce, parce que
c'est sur lui qu'elles agissent d'une manière immédiate et primitive.

Sous l'influence des toniques, des amers que nous
venons d'énumérer, le système digestif en entier se
resserre et devient plus robuste; toutes les pièces
de cette incomparable machine acquièrent plus de
tension et de fermeté ; chacune des fibres semble
recevoir une augmentation de tonicité, d'élasticité
si nécessaires à son jeu.

Le quinquina jaune, le plus puissant de tous les toniques, qualifié du nom de *royal* peut-être à cause de sa supériorité sur beaucoup de végétaux, est sans contredit celui que l'on doit préférer à tous les autres dans le cas d'hémorrhagie passive; il rend surtout de grands services associé à l'acide sulfurique alcoolisé ou eau de Rabel.

Après le quinquina, le tonique le plus recommandé est le fer ; ce dernier même a été quelquefois efficace où l'écorce du Pérou n'avait eu aucun avantage; mais il existe pour le fer ce que l'on remarque pour beaucoup de bonnes choses, l'embarras du choix.

Peu de métaux (si ce n'est le cuivre, que les alchimistes accusent de s'être prostitué) se sont prêtés plus complaisamment aux exigences, aux manipulations chimiques que le fer, depuis la bonne vieille rouille jusqu'au fer réduit, renaissant de ses cendres comme le phénix.

Beaucoup de sels, parmi les préparations ferrugineuses, sont complétement inertes, n'ayant pas plus d'action que de l'ocre ou de la brique pilée. Ces préparations insolubles, inattaquables par les acides de l'estomac, doivent être mises de côté, et cela en raison du vrai et vieil adage : *Corpora non agunt nisi soluta.* Nous donnerons toujours la préférence aux sels de fer solubles, complétement assimilés et ne demandant aucun surcroît de travail à un estomac déjà faible et exténué. Nous conseillerons à nos malades les citrates, les tartrates de fer et de potasse.

Les ferrugineux, au delà de certaines limites, offrent quelques inconvénients, d'abord celui d'occasionner la constipation, puis de donner parfois des coliques très-vives ; il sera donc prudent de ne les employer qu'avec beaucoup de circonspection, de combattre la constipation par des lavements émollients ou quelques légers laxatifs. Si, malgré l'emploi de ces précautions, le fer déterminait toujours la même constipation, on lui substituerait avec avantage les préparations de manganèse, qui remplissent *à peu près* le même but, sans avoir l'inconvénient de constiper autant.

Les aliments nourrissants, substantiels et de digestion facile sont ceux qu'on doit faire prendre aux malades atteints d'un flux hémorrhoïdal passif ; on en aromatise quelques-uns avec la vanille ou des condiments excitants, pour réveiller l'estomac de sa torpeur.

Mais il faut prendre garde de ne permettre d'abord que des aliments légers, afin d'éviter les indigestions, qui pourraient être très-désavantageuses et même funestes aux malades. Il faut, par la même raison, doser, pour ainsi dire, la quantité de nourriture qu'ils doivent prendre d'après l'état des forces générales, et notamment de l'appareil digestif. Si celui-ci est très-faible, on ne doit permettre que peu d'aliments à la fois, et l'on augmentera successivement leur dose à mesure que les digestions seront plus libres, plus faciles. Si le malade, après un repas léger, éprouvait néanmoins un peu de pesanteur, d'embarras au creux épigastrique, quelques pastilles bismutho-magnésiennes aromatisées à la vanille auront bientôt fait justice de ces malaises.

Il arrive quelquefois que la peau est sèche et la respiration à peu près nulle : on fera quelques frictions avec un morceau de flanelle chaud imprégné d'une cuillerée d'eau de mélisse des Carmes.

Nous ferons une recommandation à nos malades, à l'endroit de l'eau de mélisse des Carmes, leur conseillant de prendre cette vieille et précieuse préparation chez leur pharmacien, qui seul est apte à la bien conditionner, et de refuser impitoyablement tel ou tel spécifique merveilleux de marchands d'eau de Cologne, dont l'impudeur est à la hauteur de l'ignorance.

Ces frictions auront le double avantage d'exciter l'exhalation cutanée et de stimuler sympathiquement l'appareil digestif.

DU PROLAPSUS

Ou chute des tumeurs hémorrhoïdales internes.

—

La muqueuse intestinale est naturellement peu adhérente à la portion inférieure du rectum ; si donc les fibres du sphincter sont relâchées, parce que le malade est débilité, affaibli, parce que lesdites fibres ont fini par céder au poids des tumeurs hémorrhoïdales qui pèsent constamment sur elles, les tumeurs, en sortant de l'anus, soit à la suite d'une selle difficile, soit après une longue marche ou une station debout prolongée, entraîneront la membrane muqueuse avec elle. C'est une complication qui peut amener les plus graves désordres. Cette chute n'a d'abord lieu que pendant les efforts pour aller à la selle, mais bientôt les fibres du sphincter de l'anus se relâchent de plus en plus, et le malheureux malade ne peut faire un pas sans voir la chute du fondement se reproduire. Les personnes atteintes de cette affreuse infirmité marchent avec peine dans les rues; arrêtées à chaque instant par l'acuité des douleurs, on les voit ou porter les mains à leur derrière, ou s'asseoir sur toutes les bornes, dans le dessein de faire rentrer leurs hémorrhoïdes. Quelques pauvres diables se frottent encore, dans le même but, contre un arbre, contre la muraille; mais ces moyens ne leur procurent qu'un soulagement momentané, et le retour des douleurs suit bientôt la nouvelle saillie du bourrelet anal. Les malades sont tellement affligés par cet état, qu'ils passent les trois quarts de leur vie dans la position horizontale.

L'année dernière, nous fûmes appelé en toute hâte à Gand pour donner des soins à une dame âgée de quarante-huit ans, *qui était alitée depuis vingt ans*, époque de son dernier accouchement. Une constipation opiniâtre et quelques manœuvres obstétricales, commandées par d'énormes tumeurs hémorrhoïdales internes, avaient déterminé un prolapsus complet de l'intestin; la réduction fut des plus difficiles à cause de brides établies par un long travail inflammatoire de l'intestin et du pli de la fesse. Quelques incisions furent faites, la réduction fut maintenue à l'aide d'un fort bandage. Quatre mois seulement de l'emploi des préparations de *scordium* suffirent à lui rendre une bonne santé *relative*.

Le prolapsus anal, composé des tumeurs hémorrhoïdales et de la muqueuse du rectum, irrité par
un frottement continuel, ne tarde pas à s'ulcérer et
à donner lieu à un écoulement de pus qui rend le
malade un objet de dégoût pour lui-même. L'épi-
thélium, membrane interne de l'intestin, d'une texture excessivement fine, se corrode, s'enlève, ce qui
occasionne des douleurs incessantes ; enfin il peut se
déclarer une hémorrhagie mortelle d'un instant à l'autre, si l'on ne remédie au plus vite à ce pitoyable état.

La chute du rectum est donc un accident grave
qu'il faut combattre, qu'il faut empêcher de se reproduire. On remédiera aux relâchements des fibres
anales à l'aide de lavements froids, de lavements
avec le cachou, avec le ratanhia.

Après avoir réduit doucement la tumeur avec les
doigts imprégnés d'onguent de bourgeons de peuplier, il faudra maintenir la tumeur réduite à l'aide
d'une compression légère mais continue. Un plumasseau de charpie, quelques compresses de toile
fine et un bandage en T suffisent, le plus ordinairement. Un moyen bien ordinaire, un remède de bonne
femme, nous a rendu de grands services pour calmer
les douleurs atroces produites par la chute du rectum : il s'agit tout simplement de délayer dans un
verre d'eau deux ou trois cuillerées de mélasse, et de
boire ; on peut répéter cette petite opération deux
ou trois fois dans la journée.

Comment cela agit-il? nous n'en s'avons rien ; *cur opium facit dormire?* mais ce qui est certain, c'est que ce moyen réussit souvent et ne peut faire de mal dans aucun cas. En tout état de cause, il est rigoureusement nécessaire de continuer le traitement des *pilules* et de la *pommade de scordium;* mais il est inutile d'augmenter la dose des pilules, qui sera toujours de huit par jour jusqu'à parfaite guérison.

TRAITEMENT

De l'étranglement et de la gangrène des tumeurs hémorrhoïdales.

Lorsque la maladie est déjà de date ancienne, et que les tumeurs plus ou moins volumineuses se sont développées dans l'intérieur du rectum, il arrive assez souvent, comme nous venons de le dire plus haut, que le bourrelet hémorrhoïdal et une portion de la membrane muqueuse de l'intestin sont poussés au dehors, soit pendant les efforts pour aller à la selle, soit par l'effet même de l'engorgement et surtout de l'inflammation des tumeurs. C'est alors que l'étranglement a lieu, et que l'on voit se produire une série d'accidents parfois formidables. Le devoir, la première indication, en pareil cas, est d'opérer la réduction le plus promptement possible ; on ne gagnerait rien à différer pour appliquer des topiques toujours insignifiants dans ces circonstances, quelle

10

que soit leur nature, leur composition. Il faut donc se hâter de réduire, ce qui n'est pas toujours facile, surtout lorsque l'étranglement existe depuis quelque temps. Tout ce que l'on peut faire avant la réduction, c'est de lotionner les parties avec un peu d'eau froide, qui, en faisant contracter les tissus, détermine quelque diminution dans le volume des parties étranglées.

Avant de réduire, on vide l'intestin, soit au moyen de lavements simples ou huileux, soit au moyen d'un lavement laxatif mais non irritant. Si le gonflement des tumeurs est trop considérable et ne permet pas l'introduction de la canule de la seringue, on réduit alors la tumeur avec les doigts, préalablement imprégnés d'un corps gras ou mieux d'une légère couche d'onguent de peuplier belladonné, si l'on en a à sa disposition. Le médecin ou la personne qui assiste le malade doit exercer sur la tumeur une compression très-douce d'abord, et que l'on augmente graduellement, afin de refouler le sang qui l'engorge et d'en diminuer encore le volume. La pression des doigts ne doit embrasser qu'une partie de la tumeur, celle située le plus près de l'orifice anal, en ayant le soin d'agir de dehors en dedans. La position du malade n'est pas indifférente, et celle que nous allons indiquer nous a toujours permis d'opérer avec succès. Le malade s'appuiera sur les genoux et sur les coudes, de manière à ce que la région anale soit plus élevée que les épaules. Avec cette position, de la douceur dans le taxis, et surtout une grande persévérance, il est rare qu'on ne parvienne pas à repousser le bourrelet hémorrhoïdal.

Au moment où la tumeur, franchissant le sphincter de l'anus, tend à remonter comme spontanément et avec un léger bruit, le médecin doit recommander au malade de retenir, autant que possible, tout effort d'expulsion de matières fécales, qui peut être provoqué tant par l'irritation locale que par la présence du doigt dans l'anus. Pour éviter la sortie immédiate du bourrelet hémorrhoïdal par suite de ces efforts qui sont en partie involontaires, et pour que la réduction soit plus complète, il faut que le doigt du médecin suive la masse déplacée à mesure qu'elle se replace dans le rectum. Le doigt index, introduit aussi profondément que possible, doit être conservé dans cette position jusqu'à ce que l'irritation causée par l'opération elle-même ait en partie cessé, et que le volume de la tumeur ait encore diminué tant par l'effet de cette pression que par la cessation de l'étranglement. Alors on retire le doigt lentement, avec précaution, et l'on applique rapidement sur l'anus et le périnée des compresses d'eau froide légèrement opiacée. Ces compresses seront maintenues en place pendant quelque temps par le malade lui-même, qui exercera ainsi une bonne compression sur la région anale, jusqu'à ce qu'il ne sente plus se reproduire les efforts qui menacent de déplacer de nouveau les tumeurs.

Lorsque les efforts et les grandes pulsations ont disparu, le malade peut retirer sa main très-fatiguée et faire appliquer sur l'anus un fort plumasseau de charpie de forme sphérique, imprégné de cérat opiacé que l'on maintient en place à l'aide d'une compresse et d'un bandage en T.

Après cette opération, lorsqu'on pense qu'il est nécessaire de provoquer une selle, ce qu'on ne doit jamais attendre trop longtemps, un lavement d'eau froide est ce qui convient mieux. Le malade évitera toute espèce d'efforts, et si un nouveau déplacement vient à s'opérer, il devra faire immédiatement des lotions d'eau froide sur la tumeur, se placer dans la position que j'ai indiquée plus haut, et effectuer la réduction lui-même.

Malheureusement les choses ne se passent pas toujours aussi simplement, aussi favorablement pour le malade et le médecin : il est quelques circonstances, rares il est vrai, où la réduction est impossible, malgré les manœuvres les plus méthodiques, malgré le calme et la résignation du malade ; on doit alors recourir soit à la saignée générale, soit à une application de sangsues à la base du sacrum, jamais sur les tumeurs enflammées. Après l'écoulement du sang, les hémorrhoïdes, revenues sur elles-mêmes, sont replacées quelquefois avec facilité.

Nous avons dit, à l'occasion des symptômes, que la congestion et l'inflammation des tumeurs hémor-rhoïdales pouvaient se terminer de deux manières, soit par une hémorrhagie, soit par la gangrène. Dans le premier cas, l'hémorrhagie est suivie d'une diminution progressive de tous les symptômes, les tumeurs perdent peu à peu leur volume, et la réduction en devient facile. Il faut alors seconder ce dégorgement spontané par des applications émollientes légèrement tièdes et des demi-lavements froids. Dans le second cas, la gangrène survient lorsque l'inflammation et l'étranglement ont été portés au plus haut degré, lorsque la réduction a été impossible après de longs efforts de manipulations stériles de réduction. Après des douleurs inouïes, les souffrances cessent rapidement, des escharres plus ou moins épaisses sont éliminées, il s'établit une suppuration à odeur bien caractérisque, qui varie pour l'abondance et la durée.

Le chef d'une de nos principales maisons de parfumerie de Paris était sujet, depuis nombre d'années, à des congestions anales et à un prolapsus du rectum, suite d'hémorrhoïdes. Ses accès d'inflammation hémorrhoïdale, à peu près mensuels, se jugeaient ordinairement par une hémorrhagie salutaire. Sous l'empire d'une de ses congestions habituelles, à la suite d'un parcours de quelques lieues en voiture mal suspendue, se déclara inopinément un prolapsus du rectum considérable avec étranglement. Le patient, qui avait l'habitude de sa réduction, tenta l'opération comme d'ordinaire, mais sans succès. A la suite d'efforts, de manipulations violentes, nous fûmes mandé en toute hâte. Les tumeurs hémorrhoïdales, du volume du poing, étaient noires, bosselées, avec escharres grises à odeur bien caractéristique de gangrène; nous ne jugeâmes pas à propos de tenter de nouveaux efforts de réduction, un traitement approprié et l'usage simultané des *pilules de scordium* triomphèrent du mal en trois semaines à peu près.

Le traitement à instituer dans la gangrène des tumeurs hémorrhoïdales consistera surtout à combattre par des topiques appropriés le mal local, en même temps que l'on fera suivre au malade un traitement général tonique et réparateur.

Il faudra faire des applications de topiques divers sur les tumeurs mêmes; ainsi on les lavera avec des liqueurs spiritueuses, telles que l'eau aiguisée d'eau-de-vie camphrée ou de teinture d'arnica. Pour diminuer la fétidité des matières qui découlent des escharres, on les saupoudrera avec les poudres de quinquina et de charbon, auxquelles on ajouterait au besoin le coaltar plâtré, si le quina et le charbon étaient insuffisants. A chaque pansement, que l'on renouvellerait plusieurs fois par jour, on détergerait les plaies en enlevant la charpie et la suppuration, avec la décoction de quinquina jaune camphrée. La charpie sèche conviendrait seule si les forces générales se soutenaient, s'il n'y avait que peu ou point de fièvre, si la suppuration était de bonne nature.

Mais il pourrait arriver aussi qu'une longue suppuration affaiblît le malade, et, dans ce cas, il deviendrait important de le soustraire de suite à cette cause continuelle de destruction, afin de pouvoir s'occuper de relever la santé générale. Les infusions de menthe poivrée, de mélisse, de scordium, la limonade vineuse, un bon vin vieux de Bordeaux coupé d'eau de Bussang ou de Spa, de la décoction de quinquina gris sont indiqués dans ces circonstances. En même temps on fera faire usage aux malades d'aliments analeptiques facilement assimilables, tels que consommés, riz au gras, côtelettes de mouton et tranches de roast-beef et beef-steack. Les gelées de viande, telles qu'on les prépare en Angleterre, seraient d'un grand secours à cette période de la maladie. Lorsque les phénomènes d'acuité sont disparus, et que les escharres se détachent sous l'influence d'une suppuration louable, il sera bon d'aider l'action des topiques et du traitement interne en promenant légèrement le crayon de nitrate d'argent sur les plaies en voie de cicatrisation et en lavant à l'eau froide, plusieurs fois par jour, les surfaces en suppuration.

DE L'HYGIÈNE ET DE LA PROPHYLAXIE DE L'HÉMORRHOÏDE

Si notre lecteur a eu la patience de nous lire depuis le commencement (ce dont nous le remercions sincèrement ici), il doit être édifié aujourd'hui sur la valeur du mot *hémorrhoïde*, sur l'importance que l'on doit attacher à la guérison de cette maladie (*flebile beneficium*). La nécessité d'un traitement étant clairement démontrée, quel malade, si pusillanime qu'il soit, n'oserait pas suivre pendant quelques jours une médication, agréable en elle-même, qui doit lui procurer un *bien-être évident, palpable, au bout de peu de temps?* Cette médication échouerait-elle, elle ne peut jamais exercer qu'une influence heureuse sur la santé générale, en fortifiant, en donnant du ton à une économie presque toujours débilitée.

Nous avons surtout cherché à fixer l'attention du

lecteur sur l'étiologie, les causes du mal hémorrhoïdaire, auxquelles nous avons consacré un long chapitre. Notre but étant de détruire l'effet en attaquant
la cause, de nous opposer au retour du mal à l'aide
de préceptes hygiéniques clairement établis, nous
entrerons dans quelques détails. Lorsque les hémorrhoïdes sont récentes, et qu'elles sont l'effet d'une
cause locale qui agit directement sur l'extrémité inférieure du rectum, il sera toujours facile de guérir. Telle
personne sujette à la constipation, qui ne chercherait
pas à triompher de cette dernière à l'aide de lavements
et de légers laxatifs, aura des hémorrhoïdes indubita-
blement, dans un temps donné. La première indication
à remplir est donc d'entretenir la liberté du ventre.
On voit d'après cela que, pour parvenir à guérir les
hémorrhoïdes qui résultent d'une cause locale, tout
en suivant avec soin la médication des *pilules de scordium,* il faut avoir soin d'éviter tous les agents qui
pourraient entretenir ou augmenter la maladie : or,
il est évident, dans ce cas, que les personnes atteintes
d'hémorrhoïdes récentes doivent se soumettre à un
régime convenable, sans lequel il serait difficile d'obtenir une guérison radicale.

On commencera donc par bannir de l'alimentation
le thé et le café, à moins qu'on en ait contracté l'habitude depuis longues années. Ces substances ont,
en effet, des qualités échauffantes qui augmentent
le mouvement circulatoire du sang, et donnent trop

souvent naissance à l'endurcissement des matières stercorales, en un mot à la constipation. Ce précepte doit surtout être suivi quand l'usage de ces boissons fait naître ou rend plus vives les douleurs hémorrhoïdales.

L'abus des liqueurs spiritueuses est également très-préjudiciable aux malades hémorrhoïdaires, en ce sens que les boissons alcooliques échauffent et fouettent le sang.

Leur usage est surtout désavantageux aux personnes chez lesquelles le système sanguin jouit d'une prédominance marquée. Aussi avons-nous souvent constaté la présence d'hémorrhoïdes chez des personnes d'un tempérament sanguin se livrant à de trop fréquentes libations. La conclusion que nous tirerons de là, c'est que tel malade adonné aux liqueurs ou boissons alcooliques qui désirera guérir de ses hémorrhoïdes devra nécessairement rompre avec ses habitudes bachiques, qui entretiennent la congestion et l'irritation des tumeurs hémorrhoïdales.

Nous recommanderons également aux hémorrhoïdaires l'abstinence d'aliments échauffants, excitants ou âcres, tels que les salaisons, les viandes fumées, les ragoûts à sauces relevées avec poivre, épices, piment, cannelle, qui ont non-seulement l'inconvénient d'irriter l'estomac et bientôt toute la masse intestinale par continuité, mais encore celui de déterminer la constipation à la longue.

On doit aussi prendre garde d'avaler, en mangeant, des substances qui, par leur nature, résistent à l'action de l'estomac et des intestins : tels sont les noyaux de cerise, de prune, d'abricot, de datte, d'olive, etc., qui, en passant dans le rectum, occasionnent quelquefois une irritation très-vive, appellent, par conséquent, le sang artériel vers l'anus, et s'opposent, par leur masse inerte, à l'ascension du sang veineux; d'où résultent des varices de l'intestin rectum, source d'hémorrhoïdes. D'ailleurs, ces substances produisent encore très - fréquemment l'endurcissement des matières fécales, que nous avons considéré tour à tour comme cause et comme symptôme des hémorrhoïdes.

Nous avons dit également et nous insistons d'une manière toute particulière sur ce point, que l'hémorrhoïdaire, tant à l'état de santé qu'à celui de maladie, devait se présenter invariablement le soir au cabinet, au moment de se coucher. A cette occasion nous ferons la recommandation d'y rester le moins longtemps possible, car les gaz méphitiques qui s'élèvent des fosses d'aisance, plus ou moins hermétiquement fermées, peuvent réveiller la susceptibilité des tumeurs hémorrhoïdales, flétries, assoupies, et cela en raison directe de l'irritation des yeux et de la gorge par ces mêmes gaz. Il est très-important pour l'hémorrhoïdaire d'éviter, autant que possible, de rester trop longtemps assis, parce

que, dans cette situation, les bords de l'anus se trouvent excités à cause de la pression constante qu'ils
éprouvent, ainsi que les parties circonvoisines.

Il est donc nécessaire que les malades qui, par
leur genre d'occupations, sont dans la nécessité de
rester assis, tâchent de se tenir par intervalles dans
une position verticale, et de marcher quelques pas,
afin de favoriser le mouvement du sang vers le
cœur, et, conséquemment, de diminuer l'irritation
du rectum. Nous sommes persuadés que les gens de
cabinet, les écrivains, les graveurs, les tailleurs, et
généralement toutes les personnes qui, par état, sont
longtemps assises, guéries par l'emploi opportun
des *pilules de scordium*, éviteront, à l'aide de ces
précautions, puériles en apparence, non-seulement
le retour, mais l'apparence d'hémorrhoïdes. Mais il
est des circonstances où les hémorrhoïdaires se trouvent dans l'impossibilité de se tenir longtemps debout ; dans ce cas, nous conseillerons de continuer
encore quelque temps l'usage des préparations de
scordium, ayant le soin de changer souvent de situation, en s'asseyant et en marchant alternative-
ment.

L'hémorrhoïdaire doit également faire attention à
ne pas faire un usage habituel de siéges trop moelleux, trop confortables, à ne pas s'ensevelir dans
une bergère trop emplumée. Des siéges cannés ou
d'un tissu de crin un peu ferme, des fauteuils de

cuir conviennent surtout. Les chaises ou fauteuils durs, *mais trop bombés,* ne conviendraient pas non plus, parce que la pression et l'irritation de l'anus sont d'autant plus fortes qu'il repose sur un plus petit nombre de points du siége.

L'exercice modéré de chaque jour est d'autant plus favorable à l'hémorrhoïdaire, que nous avons admis la vie trop sédentaire comme cause puissante d'hémorrhoïdes ; mais tous les genres d'exercice ne sauraient convenir indistinctement.

La promenade à pied est un des meilleurs exercices, quand on peut s'y livrer, et surtout quand on en use modérément ; elle favorise singulièrement le libre épanouissement de toutes nos fonctions, et fait disparaître cette espèce de stupeur dans laquelle les organes sont jetés pendant un repos trop prolongé. Tissot nous dit « qu'elle prépare le corps aux évacuations ; en facilitant l'expectoration, elle rend la respiration plus libre, elle accélère la digestion, elle en fortifie les organes, en y imprimant de petites secousses réitérées ; elle anime la circulation et redouble par là la somme des forces ; elle excite la transpiration et contribue au délassement nécessaire après les grands exercices ; elle détruit enfin les mauvais effets qui pourraient résulter de la trop grande plénitude. » Mais ce ne sont pas là les seuls avantages que ce genre d'exercice procure, il contribue encore pour beaucoup à rendre les sécrétions et les excrétions plus faciles et plus actives. Les matières stercorales sont expulsées sans peine ; les urines sont aussi sécrétées plus promptement et ne resent pas longtemps dans la vessie. Qui ne sait, au reste, que la promenade est un puissant moyen pour dissiper les idées tristes qui viennent assaillir l'esprit, et qui contribuent si souvent au développement des hémorrhoïdes ?

Lorsque le repos très-prolongé, des pertes ou des hémorrhagies successives, un grand épuisement ont mis l'hémorrhoïdaire dans l'impuissance de marcher, on doit faire en sorte que l'inaction soit le moins incommode possible ; pour cela , on lui prescrit de changer souvent de position, de se mettre tantôt d'un côté, tantôt de l'autre. On pourrait aussi, dans ce cas, faire quelques promenades dans une voiture à douce suspension ou une course en bateau à la dérive.

L'équitation, de quelque espèce qu'elle soit, est ordinairement nuisible à ceux qui sont atteints d'hémorrhoïdes ; on doit donc la supprimer, surtout quand les tumeurs hémorrhoïdales sont douloureuses ou susceptibles de le devenir ; car, si l'on va au trot ou au galop, elle peut être suivie de résultats fâcheux. L'agitation dans ce cas est trop considérable, le frottement et les commotions du plancher anal trop vives, d'où résultent quelquefois des flux hémorrhoïdaux effrayants et l'inflammation des tu-

meurs hémorrhoïdales. Malgré les inconvénients de
l'équitation, il est cependant des cas où elle peut
être permise, comme lorsque les tubercules hémorrhoïdaux sont gonflés, quoique indolents, et quand
les malades sont faibles d'ailleurs. L'humeur gaie
que cet exercice modéré procure alors, les secousses
douces et uniformes qu'il détermine sur le système
vasculaire, peuvent produire des effets favorables.

Dans bien des circonstances le repos est avantageux pour restaurer les forces et réparer les pertes
que le corps fait pendant le mouvement; dans certains cas il est essentiellement fâcheux. Lorsqu'il est
trop prolongé, il donne lieu à des maladies plus ou
moins dangereuses, il jette les organes dans un état
d'inertie, de relâchement et de faiblesse. La nature
se trouve alors livrée à elle-même, et supporte tout
le fardeau de ses fonctions. Celles-ci languissent, il
n'y a presque pas de transpiration cutanée, les organes sécréteurs et excréteurs sont dans une sorte
d'assoupissement, les mouvements s'exercent sans
force, les intestins se débarrassent difficilement des
matières fécales qu'ils contiennent, la circulation
devient plus lente, et la respiration moins active.
Or, si toutes les fonctions languissent, et surtout la
digestion et la circulation, il est évident que le défaut absolu de mouvement devient préjudiciable aux
hémorrhoïdaires.

L'homme ne saurait toujours avoir l'œil tourné

vers la triste réalité d'ici-bas, il est de son origine
divine de cultiver son esprit, de donner une nourriture intellectuelle à son âme en un mot (*et erectos
ad sidera tollere vultus*). *Exceptionnellement*, nous
disons *exceptionnellement*, car aujourd'hui les personnes qui se livrent *avec excès* aux études litté-
raires ou scientifiques sont bien en minorité (*rari
nantes in gurgite vasto*).

Il peut être dangereux de se livrer aux travaux
de l'esprit et de l'intelligence sans ordre ni mesure;
car l'application forcée des facultés intellectuelles
est très-fréquemment suivie de maladies d'un mauvais augure. Cela ne doit pas paraître étonnant aux
personnes initiées aux sciences médicales, puisque
la physiologie nous apprend que plus les facultés
intellectuelles sont en action, plus l'énergie ou l'ac-
tivité des organes, autres que le cerveau, est ralen-
tie ; voilà qui explique la lenteur du pouls lorsqu'on médite profondément sur un objet, voilà qui
explique une digestion laborieuse, troublée quand
on se livre à la lecture immédiatement après le repas. Pourquoi les hommes de lettres, les gens de
cabinet sont-ils si sujets aux hémorrhoïdes? à notre
avis cela peut dépendre de plusieurs causes : 1° chez
eux l'influence nerveuse ne s'exerce pas convenablement sur les organes de la digestion et de la circulation ; 2° leur esprit étant fortement occupé, dans
un état de tension continuelle, pour ainsi dire, ils

oublient ou retardent de satisfaire aux fonctions les plus importantes de la vie ; 3° enfin, ils restent la plupart du temps assis et courbés en avant. D'ailleurs, ils peuvent avoir une disposition particulière à cette maladie, disposition qui devient toujours plus grande par l'action des causes que je viens d'indiquer. Il est donc indispensable que les hémorrhoïdaires ne se livrent pas trop longtemps aux travaux de l'esprit.

Les passions de l'âme, qui portent une atteinte profonde dans toute l'économie, sont extrêmement nuisibles dans l'affection hémorrhoïdale ; il est donc de la plus haute importance de mettre un frein à la vivacité de ces passions, de les modérer d'après les préceptes hygiéniques et religieux tout à la fois. Chacun connaît les désordres considérables que produisent la crainte, l'amour, la terreur, la tristesse prolongée, les accès de colère souvent répétés. Si l'excès du coït amène constamment un flux de sang, une sorte de raptus vers les parties génitales et l'anus, d'un autre côté les affections morales tristes occasionnent souvent le développement ou la suppression du flux hémorrhoïdal. La colère peut rendre quelquefois l'hémorrhagie anale excessive et même mortelle ; Hoffmann en rapporte une observation.

Lorsque le régime et les petites précautions que nous avons indiquées ne détruisent pas la constipation, il faut solliciter l'excrétion des matières fécales au moyen de tisanes laxatives et rafraîchissantes, telles que les eaux d'orge et de chiendent, le petit-lait, le jus de pruneaux, la décoction de tamarin ou un verre de limonade purgative au citrate de magnésie. A ces moyens il sera bon de joindre quelques lavements avec l'huile d'olive, à la dose de trois ou quatre cuillerées, ou du gros miel. Lorsque les fruits sont bien mûrs, ils peuvent être très-avantageux dans ces sortes de cas ; l'hémorrhoïdaire peut manger quelques cerises, des prunes, des abricots, des pêches, des poires, des raisins, des groseilles ; mais il est bien entendu *qu'il n'avalera jamais les noyaux.* Les fruits verts, acerbes ou âcres seront toujours rejetés, parce que, d'une part, ils irritent souvent le canal intestinal, et que, de l'autre, ils produisent des coliques et des flatuosités.

La manne en larmes, à une dose moyenne de 50 à 60 grammes, dissoute dans du lait, suffit quelquefois pour faire cesser la constipation. Il est convenu que l'on ne devra *jamais* employer de purgatifs drastiques, tels que la coloquinte, la scammonée, la gomme-gutte, l'ellébore, l'euphorbe ou l'aloès, car ces purgatifs ne peuvent toujours que donner lieu à des flux hémorrhoïdaux dangereux, s'ils ne déterminent pas la gangrène des tumeurs hémorrhoïdales ; en un mot, nous ne craignons pas de l'affirmer, de le dire bien haut ici, *les hémor-*

rhoïdes sont filles des drastiques en général, et de l'aloès en particulier.

Quand les hémorrhoïdes récentes dépendent de la chute du rectum ou du renversement de la membrane muqueuse, on doit se hâter de faire rentrer ces parties, en comprimant doucement sur l'anus jusqu'à ce que la réduction soit complète. Lorsque la chute de l'intestin résulte de son relâchement, sans tumeurs hémorrhoïdales bien appréciables, on devra, pour éviter les récidives, donner quelques lavements toniques et légèrement astringents, avec l'écorce de chêne, le cachou ou le ratanhia. On peut toujours, *à l'aide du traitement par les pilules de scordium*, à l'aide du régime et des précautions que nous avons indiqués jusqu'ici, parvenir à guérir les hémorrhoïdes dépendantes d'une cause locale. Il sera bon, néanmoins, d'aider le traitement, et surtout d'empêcher le retour de la maladie en faisant usage de lavements froids. L'avantage des lavements froids est d'autant plus palpable, que les hémorrhoïdes sont plus douloureuses et n'ont jamais donné lieu à des hémorrhagies. Des bains de siége froids, en été, et additionnés d'un peu d'eau chaude en hiver, peuvent rendre encore de grands services. Les lotions froides, répétées plusieurs fois dans la journée, et surtout après une selle, suffisent souvent à empêcher le retour d'hémorrhoïdes récemment guéries; mais il est indispensable qu'elles

soient souvent renouvelées, afin d'entretenir les vaisseaux sanguins dans une espèce d'astriction qui empêche le sang de se porter en abondance vers les tumeurs hémorrhoïdales. D'ailleurs, ces lotions ont
pour nous l'immense avantage de diminuer la sensibilité des parties affectées, par la raison que le
froid jouit d'une vertu évidemment sédative, lorsque
son action est fréquemment répétée, en soustrayant
incessamment un calorique par trop abondant.

Les bains tièdes conviennent aussi chez les hémorrhoïdaires ; ils doivent en continuer l'usage lorsque
les périodes de flux et d'inflammation ont disparu.
Ces bains sont particulièrement avantageux lorsque
la transpiration ne se fait pas convenablement, quand
le ventre est paresseux, et qu'il existe des douleurs
hémorrhoïdales très-vives.

Pour terminer, nous résumerons ici en quelques
mots ce que nous venons d'expliquer *in extenso* sur
le traitement hygiénique et prophylactique des hémorrhoïdes.

Dans l'état de la maladie, les repas auront toujours
lieu à heure fixe, invariable. Dans leur composition
entreront surtout les bouillons ou potages gras, les
viandes rôties ou grillées, sans exclusion, néanmoins,
de poissons d'eau douce ou de mer ; on peut y joindre
des légumes frais et de digestion facile. Les légumes
secs : haricots, fèves, lentilles, les choux, seront
impitoyablement proscrits ; car, outre leur digestion

laborieuse, ils présentent *trop d'inconvénients.* **Tous** les jours, trois heures au moins après le dernier repas, prendre un demi-lavement à l'eau froide. Un peu d'exercice régulier, quotidien, sera fort utile, à moins que l'on n'éprouve trop de douleurs à l'anus ou qu'il n'y ait prolapsus (chute) du fondement.

Dans tous les cas, on s'abstiendra de monter à cheval; il sera bon de coucher sur le crin, sur la paille ou, mieux, sur un sommier élastique approprié, bien conditionné.

Le sommier élastique, mais un peu dur néanmoins, nous paraît réunir tous les avantages désirables.

On fera bien de rester le moins possible sur le dos étant au lit. Les siéges dont on se sert habituellement seront élastiques et légèrement convexes, afin de soutenir la région anale. Il faut faire usage d'un peu de vin vieux de Bordeaux, que l'on coupera soit avec l'eau de Vichy, soit avec l'eau de Saint-Yorre, sources voisines de celles de Vichy, et plus riches en principes minéralisateurs, ou mieux encore avec de l'eau (1 litre) dans laquelle on fait fondre quelques grammes de sels naturels de Saint-Yorre ou de Vichy (sels de Larbaud).

Nous insisterons un peu sur l'emploi des boissons alcalines; ces dernières jouissent d'une action remarquable dans les affections hémorrhoïdaires, en diminuant la tendance aux congestions, soit directes

du côté des vaisseaux hémorrhoïdaux, soit sympa-
thiques du côté du cerveau. S'il existe de la constipation, ce qui arrive assez constamment, on la com-
battra à l'aide de lavements à l'eau de son, additionnés de quelques cuillerées d'huile d'olive ou de gros
miel (miel de Bretagne).

Enfin, on persévérera dans le traitement par le
scordium, jusqu'à ce que tous écoulements sanguins
ou autres aient cessé, jusqu'à ce que les tumeurs
hémorrhoïdales soit complétement flétries.

Dans l'état de santé on doit toujours avoir le soin
de tenir le ventre libre; et, pour cela, on prendra,
de temps en temps, au moment de se coucher, une
cuillerée à café de magnésie calcinée, dans un peu
d'eau sucrée. On emploiera surtout avec avantage
l'huile de ricin ou quelques verres d'eau de Sedlitz,
de limonade purgative au citrate de magnésie.

On fera également usage de trois bains de siége
frais, par semaine, dans lesquels on restera vingt
minutes à peu près.

L'aloès, les purgatifs à formule occulte, pilules
diverses, qui, presque toujours contiennent de l'aloès,
seront à tout jamais bannis; car, si je puis me servir
encore de cette expression qui rend bien ma pensée:
les hémorrhoïdes sont filles de l'aloès.

Il faut toujours se présenter au cabinet le soir, au
moment de se coucher, à heure fixe, invariable, que
l'on éprouve ou que l'on n'éprouve pas de besoins,

et surtout s'abstenir d'efforts violents pour aller à la selle.

A l'aide de ces simples précautions, et par l'usage, en temps opportun, *des pilules de poudre de scordium composée, de l'onguent balsamique anti-hémorrhoïdal*, on évitera, et c'est là notre conviction profonde, on évitera, disons-nous, d'une manière certaine, les fâcheuses complications auxquelles les hémorrhoïdes donnent si souvent lieu.

TRAITEMENT

Hygiénique et prophylactique des hémorrhoïdes chez les femmes enceintes ou en couches.

Ainsi que nous l'avons dit plus haut, une erreur vulgaire fait regarder les hémorrhoïdes comme une maladie utile à la santé; et cette erreur a été parta·gée par les praticiens les plus estimés, sans doute pour n'avoir pas assez distingué les cas où elles sont anciennes et constitutionnelles de ceux où elles ne sont qu'accidentelles ou récentes. En effet, l'existence des hémorrhoïdes, sèches ou fluentes, expose à des accidents si graves, peut donner lieu à des maladies si fâcheuses et si funestes, ou enfin entraîner des incommodités si désagréables, non-seulement chez tous les hémorrhoïdaires, mais encore et surtout chez la femme enceinte, que nous croyons de la plus haute importance de chercher à les guérir avant qu'elles soient devenues habituelles, et surtout de chercher à en prévenir le développe-

ment, sans parler de la difficulté de marcher, de
s'asseoir, ou même de se tenir debout, du prurit
incommode dont elles sont constamment accompagnées, et qui porte les malades à se gratter souvent,
à s'écorcher l'anus et les grandes lèvres ; de la pesanteur qu'elles produisent sur le fondement, des
ténesmes, de l'impossibilité d'aller à la selle sans
éprouver les plus vives douleurs ; de la fréquente
sortie de l'extrémité inférieure de l'intestin par cette
évacuation. Combien de fois ne les a-t-on pas vues
occasionner des douleurs insupportables, l'insom-
nie, le délire, et même la mort ! s'enflammer prodi-
gieusement, l'inflammation se propager à la vessie,
à la matrice, au vagin ; former des abcès énormes,
et, par suite, des fistules stercorales, si bien caractérisées par **J. V. Petit**! déterminer le squirrhe
et le cancer du rectum, causer l'avortement, lorsqu'elles deviennent trop intenses pendant la grossesse ! *Leur suppuration accidentelle* n'est-elle pas
suivie des mêmes accidents que la suppression du
flux menstruel? Que d'affections locales ou générales
nous aurions à signaler ! quel immense tableau de
fièvres fâcheuses, de phlegmasies viscérales, de né-
vroses, d'altérations organiques variées, résultat fatal de l'affection hémorrhoïdale, ne pourrions-nous
pas tracer ! une telle peinture aurait peut-être l'a-
vantage de faire regarder les hémorrhoïdes moins
légèrement, *en riant*, s'il nous était permis de le

dire, comme le font bien des gens. Le père de la médecine, frappé de ces grandes vérités, n'a pas dédaigné de s'occuper d'une manière toute particulière de cette affection. Quelques maîtres qui sont venus après lui ont également jugé la matière digne de toute leur attention; s'ils ont eu quelquefois des opinions si différentes sur la définition, la fréquence plus grande chez les hommes que chez les femmes, les causes, la nature, l'état actif ou passif, et le traitement de cette maladie, cela tient évidemment, ainsi que nous l'avons dit plus haut, à ce qu'ils étaient privés d'un assez grand nombre d'observations et des lumières que l'anatomie et la physiologie moderne ont répandues avec tant de prodigalité sur toutes les maladies.

C'est surtout chez les femmes enceintes et chez les femmes en couches que nous examinerons la maladie hémorrhoïdaire dans ce chapitre, et que nous nous appliquerons à trouver quelque soulagement à une des nombreuses et graves incommodités qui assiégent les auteurs de nos jouissances les plus pures et les plus délicieuses. Comme, pour les hémorrhoïdes en général, nous n'avons trouvé que peu de choses écrites, et surtout satisfaisantes, sur l'affection hémorrhoïdaire qui vient cruellement s'abattre chez la pauvre femme qui vient d'acquérir si chèrement, si douloureusement, le plaisir d'être mère.

Mauriceau, Levret, et tous les traités qui ont paru

depuis, ne font que les indiquer à peine. Delamotte est le premier et presque le seul qui leur ait consacré une attention particulière. « Pour peu que la femme, dit-il, soit sujette aux hémorrhoïdes, et quand même elle n'en aurait jamais ressenti aucune atteinte, elle en souffre pour l'ordinaire dans sa couche, et il y en a bien peu qui en soient exemptes, parce que la sortie de l'enfant cause une violente irritation à ces parties, avec une grande douleur, d'où s'ensuit une inflammation qui se communique aux extrémités des veines hémorrhoïdales, qui deviennent enflées et douloureuses dans la suite, aux unes plus, aux autres moins. Mais il y en a qui causent de si grandes douleurs, et les femmes qui en sont atteintes en souffrent d'une manière si atroce, qu'elles ne savent en quelle situation se mettre, tant la nuit que le jour. » M. Gardien en parle assez longuement à la fin de son chapitre *sur les hémorrhoïdes des femmes grosses*, où il dit : « J'observe sur-le-champ qu'après l'accouchement quelques femmes sont atteintes d'hémorrhoïdes, dont la douleur est si vive, qu'elle les prive de sommeil. La violence du travail paraît peu influer sur leur apparition. »

On les observe aussi souvent chez celles dont le travail a été facile que chez celles dont l'accouchement a été laborieux. Lorsque les nouvelles accouchées en sont tourmentées, le gonflement des tubercules ou tumeurs survient communément aux approches de la fièvre de lait, ou pendant sa durée. Comme il est facile de s'en convaincre, ces auteurs n'ont nullement remonté à la véritable cause de cette maladie, ni pu en déduire conséquemment le meilleur mode de traitement prophylactique. Nous devons sans doute au hasard d'avoir pu faire disparaître cette lacune à nos yeux, ayant eu l'avantage de nous trouver pendant dix années dans une pratique toute spéciale, dans des circonstances propres à recueillir un assez grand nombre de faits concluants.

On a généralement attribué, jusqu'à ce jour, les hémorrhoïdes chez les femmes en couches à la pression longtemps continuée de l'utérus sur les vaisseaux hémorrhoïdaux, à la même pression exercée par la tête de l'enfant dans un accouchement long et laborieux, aux efforts prodigieux que nécessite un pareil travail; enfin, à une disposition constitutionnelle. Nous ne nions pas l'influence de ces causes dans bien des cas, mais il en est un bien plus grand nombre où elles n'ont, à coup sûr, aucune part. Pourra-t-on croire, en effet, qu'elles aient été pour quelque chose dans la production des hémorrhoïdes chez une femme bien constituée, qui n'a jamais eu une pareille indisposition, chez qui elle se dissipe radicalement quelque temps après les couches, et dont la grossesse a été des plus heureuses et l'accouchement des plus naturels? Un examen attentif et souvent répété a pu nous convaincre que, dans ces cas, deux causes principales paraissent présider à l'apparition des hémorrhoïdes : 1° la grande et noble fonction dont l'utérus et les organes génitaux viennent de s'acquitter a augmenté, en quelque sorte, la vitalité de ces organes et des parties environnantes, en y déterminant l'afflux d'une plus grande quantité de liquide; 2° les femmes qui viennent d'accoucher, ou qui sont sur le point d'accoucher, sont en proie à une constipation des plus opiniâtres. Il est reconnu, et nous croyons l'avoir prouvé une fois de plus, que chacune de ces deux causes peut isolément produire l'effet qui nous occupe; ainsi, il ne peut être douteux qu'étant réunies, elles n'agissent avec beaucoup plus d'efficacité. Tout concourt, d'ailleurs, à augmenter et la constipation et cette espèce d'état fluxionnaire. La nouvelle accouchée est condamnée à garder le lit au moins quinze jours, presque immobile et sur le dos; les fesses s'enfoncent dans le matelas, la chaleur se concentre sur ces parties et ajoute à l'irritation déjà existante; d'un autre côté, les suites de couches continuent à appeler les liquides, et entretiennent leur direction vers ces organes.

Bientôt la marge de l'anus ou l'extrémité de l'intestin rectum devient le siége de tumeurs plus ou moins volumineuses, plus ou moins douloureuses, qu'un grand nombre d'auteurs ont regardées et regardent encore comme une simple dilatation veineuse ou varices, comme on voudra l'appeler.

Puisque la cause de ces hémorrhoïdes nous est bien connue, il est facile de la combattre et de prévenir la maladie : faisons cesser ou diminuer la congestion locale et la constipation, et nous serons assurés d'avoir détruit à la fois et la cause et l'effet, ou les hémorrhoïdes.

C'est ainsi que nous avons été conduit, tout en faisant usage des *pilules de scordium*, à employer également les lavements rafraîchissants, délayants, dont nous avons toujours recueilli de si heureux effets que nous pourrions les annoncer à l'avance.

Aussitôt que la femme accouchée est remise au lit, pour peu qu'une constipation intérieure l'ait disposée aux hémorrhoïdes, ou qu'il y ait de l'éréthisme vers la région génitale, on administrera un lavement d'eau de guimauve et de graine de lin. Il est essentiel que la température du lavement soit bien en rapport avec celle du corps, car l'excès en trop ou en moins pourrait ou déterminer une grande hémorrhagie postpuerpérale, ou supprimer les suites de couche. Selon les cas, nous faisons répéter le lavement une ou deux fois par jour ; mais, le plus ordinairement, nous faisons suspendre l'usage des *pilules de scordium* et des lavements vers la fin du second jour, avant la fièvre de lait. Si tout se passe convenablement et que la constipation n'ait plus lieu, nous ne faisons continuer l'usage des lavements que lorsque l'éréthisme ou la constipation se soutiennent ; nous pouvons assurer avoir toujours, par cette conduite, prévenù les hémorrhoïdes.

Nous savons que beaucoup de femmes ont pour les lavements une antipathie qu'il est bien difficile de vaincre antipathie d'autant plus grande qu'elles ont le plus grand besoin de ces remèdes. Il appartient à l'accoucheur, au mari, à la matrone chargée de donner des soins, de décider l'accouchée à prendre soin de sa santé.

Cette pratique a un autre avantage, non moins important : en calmant l'irritation locale et générale, en faisant évacuer les intestins, elle diminue considérablement l'intensité de la fièvre de lait, ainsi que nous avons pu nous en convaincre bien des fois.

Nous avons cru pendant longtemps que la constipation seule produisait les hémorrhoïdes chez les femmes en couches, et nous le croirions encore si nous ne les eussions vues souvent, dans ces dernières années, survenir chez des femmes dont le ventre était, du reste, parfaitement libre.

Nous nous abuserions et nous tromperions notre lecteur si nous croyions, si nous lui disions avoir toujours pu prévenir les hémorrhoïdes chez les femmes enceintes, en couches ; nous savons qu'il est des circonstances où, tenant à la constitution interne, à

l'état variqueux des veines en général, les hémorrhoïdes peuvent se développer, malgré les précautions les mieux dirigées, le traitement le mieux approprié. C'est ainsi que la tête de l'enfant, volumi-
neuse, séjournant un peu trop dans un bassin étroit,
que des efforts immodérés, qu'un accouchement
laborieux, peuvent rendre nuls tous les moyens prophylactiques, par l'irritation trop considérable qu'ils
ont produite. Pour ne pas réussir dans tous les cas,
le traitement par les *pilules de scordium* et les lavements émollients n'en seront pas moins de la plus
grande utilité.

Le traitement des hémorrhoïdes, chez les femmes
enceintes ou en couches, ressemble assez à celui indiqué au chapitre *Traitement général;* néanmoins
nous aurons à faire quelques recommandations particulières à nos intéressantes malades.

C'est ainsi que chez la femme en couches il ne faut
jamais perdre de vue l'écoulement des lochies (vul-
gairement dites suites de couches), dont la suppression, toujours fâcheuse pourrait facilement être le
résultat de l'application imprudente, intempestive,
des astringents, des réfrigérants, qui, dans d'autres
cas conviennent très-bien. Nous observerons encore
que, lorsque des douleurs atroces causent l'insom-
nie et une agitation considérable, ce n'est qu'avec
beaucoup de prudence et de circonspection que le
médecin administrera les préparations d'opium aux

femmes pléthoriques, 1° parce que leurs propriétés
sédatives suppriment bien des fois les sécrétions;
2° parce qu'elles augmentent souvent l'état de congestion du côté du cerveau, ce qui ajouterait beaucoup à la gravité du mal, surtout si les suites de
couches venaient à être en même temps arrêtées;
3° parce que les préparations d'opium ont sur les
organes génitaux une action excitante que les Orien-
taux savent bien apprécier, et qui produirait ici un
effet opposé; mais elles seraient utiles si le système
nerveux se trouvait dans un état d'exaltation trop
considérable.

Quelques bains de siége, ou des grands bains, des
cataplasmes émollients, des lavements, une boisson
rafraîchissante et laxative, les *pilules de scordium*
sont les moyens qui conviennent et suffisent ordinairement pour procurer le soulagement d'abord,
puis la guérison. Enfin, comme nous avons démontré que les hémorrhoïdes, chez les femmes enceintes
ou en couches, tiennent surtout à deux causes :
1° à l'état d'irritation des organes génitaux et utérin, 2° à la constipation qui s'y joint, tant par la
constipation naturelle que par celle occasionnée par
la chaleur du lit, les moyens de combattre ces deux
états seront surtout l'emploi des lavements en temps
opportun, des *pilules de scordium*, et l'usage de lits
un peu durs, pour ne point trop céder au poids du
corps. Nous aurons atteint notre but et nous nous

estimerons heureux si nous avons pu prévenir ou tout au moins soulager les souffrances de cette belle moitié de l'espèce humaine, née pour le bonheur de l'autre.

AVIS

—

Indépendamment des soins et précautions que nous venons d'indiquer, d'esquisser sommairement, nous recommanderons comme moyen auxiliaire de toute médication par le *scordium*, l'usage constant de la CEINTURE ANTI-HÉMORRHOÏDALE.

Cette *ceinture*, en flanelle, renferme un *sachet* matelassé de tiges et racines des plantes qui entrent dans la composition des *pilules de poudre de scordium composée*.

Le contact direct de la *ceinture* sur la région sacrée *pendant le traitement* et *après la guérison* de la maladie hémorrhoïdale, a toujours accéléré le retour à la santé et éloigné indéfiniment la réapparition du mal.

Aussi, pour nous, cette CEINTURE doit-elle désormais faire partie intégrante de la garderobe de l'hémorrhoïdaire.

A. L.

TABLE DES MATIÈRES

Préface.. 1
Définition des Hémorrhoïdes... 9
Division des Hémorrhoïdes. — Écoulements sanguins......... 12
Écoulements purulents.. 13
Tubercules ou Tumeurs... 14
Étiologie. — Des causes générales ou prédisposantes........... 17
Des Causes locales ou directes....................................... 29-31
Des Symptômes des Hémorrhoïdes.. 36
De l'Hémorrhagie hémorrhoïdale... 39
Des Tumeurs hémorrhoïdales.. 44
Marche et Diagnostic de l'Affection hémorrhoïdale........... 59
Influence de la suppression des Hémorrhoïdes sur la santé.... 70
Danger de conserver les Hémorrhoïdes................................ 77
Du Traitement des Hémorrhoïdes en général................... 80
Du Traitement des Symptômes hémorrhoïdaux.............. 81
Traitement chirurgical... 87
Première Observation. — Hémorrhoïdes internes depuis vingt
  ans; Cautérisation circulaire des pédicules; Mort par ré-
  sorption purulente.. 91
Deuxième Observation. — Hémorrhoïdes internes volumineuses;
  Cautérisation circulaire des pédicules; Mort par résorption
  par lente... 94
Cautère actuel ou Fer rouge... 96
De l'Incision des Tumeurs ou Tubercules hémorrhoïdaux...... 97
De l'Excision des Hémorrhoïdes.. 99
De la Compression des Tumeurs et Varices hémorrhoïdales.... 101
De la Ligature des Tumeurs hémorrhoïdales.................. 102
De l'Électricité comme Agent caustique appliqué à la destruc-
  tion des Tumeurs hémorrhoïdales.................................. 106
De l'Écrasement linéaire des Tumeurs hémorrhoïdales........ 108
Traitement des affections hémorrhoïdales, Tumeurs, Hémorrha-
  gies, etc., par l'emploi des préparations de scordium...... 111
Traitement des complications... 115
Du Gonflement des Tumeurs hémorrhoïdales................. 117
Traitement des douleurs aiguës qui peuvent accompagner
  l'Affection hémorrhoïdale.. 123
De la Colique hémorrhoïdale.. 125
Traitement de l'Hémorrhagie exagérée............................... 130
Du Prolapsus ou chute des Tumeurs hémorrhoïdales internes.. 141
Traitement de l'Étranglement et de la Grangrène des Tumeurs
  hémorrhoïdales.. 145
De l'Hygiène et de la Prophylaxie des Hémorrhoïdes.......... 152
Traitement hygiénique et prophylactique des Hémorrhoïdes
  chez les femmes enceintes ou en couches....................... 161

Paris. — Typ. Morris et Comp., 64, rue Amelot.

FORMULES DES PRÉPARATIONS DE SCORDIUM
Du Docteur André **LEBEL**

PHARMACIEN DE L'ÉCOLE SPÉCIALE DE PARIS

-∞-

Pilules de poudres et extraits de scordium composées, n° 1.

Extract achill.-millefol............
   —   teucr.-chamæ.......... .   } aa 2 gram. 50 centigr.
   —   —   scord...............
Pulv.-fol. teucr.-scord............
   —   —   —   chamæ .... } aa 2 gram.
   —   —   achill.-millefol.........
F. S. A 60 pilul. sacchar. circumvolut.

Pilules de poudres et extraits de scordium composées, n° 2.

Extract. teucr.-scord..............
   —   —   chamæ............... } aa 4 grammes.
   —   achill.-millefol...........
Pulv. fol. teucr.-scord.............
   —   —   —   chamæ.......... } aa 1 gramme.
   —   —   achill.-millefol.........
F. S. A 60 pilul. (*ut suprà*).

Onguent balsamique de bourgeons de peuplier anti-hémorrhoïdal.

Onguent popul. 40 gram.........
Extract. teucr.-scord............ } aa 1 gram. 50 centigr.
   —   —   chamæ.............
   —   —   achill.-millefol...... } aa 1 gram. 50 centigr.
   —   Gal.-querc.-alep..........
   —   atrop. belladon.......... 3 grammes.
Acet. plumb. crist............... 1 gramme.
F. S. A unguentum molle.

N. B. Ces préparations, élaborées avec soin, sous nos yeux, dans notre laboratoire propre, SOUS LA GARANTIE DE NOTRE CACHET ET DE NOTRE SIGNATURE, seront fournies GRATUITEMENT aux personnes nécessiteuses, aux indigents, sur la recommandation écrite de MM. les Maires, Curés ou Pasteurs.

www.ingramcontent.com/pod-product-compliance
Ingram Content Group UK Ltd.
Pitfield, Milton Keynes, MK11 3LW, UK
UKHW021930070726
13614UKWH00001B/341